이수근 박사의
요즘 미인되는 **피부이야기**

이수근 박사의
요즘 미인되는 **피부이야기**

초판 1쇄 인쇄일 _ 2007년 7월 25일
초판 1쇄 발행일 _ 2007년 8월 1일

지은이 _ 이수근
펴낸이 _ 최길주

펴낸곳 _ 도서출판 BG북갤러리
등록일자 _ 2003년 11월 5일(제318-2003-00130호)
주소 _ 서울시 영등포구 여의도동 14-5 아크로폴리스 406호
전화 _ 02)761-7005(代) ㅣ 팩스 _ 02)761-7995
홈페이지 _ http://www.bookgallery.co.kr
E-mail _ cgjpower@yahoo.co.kr



값 9,500원

* 저자와 협의에 의해 인지는 생략합니다.
* 잘못된 책은 바꾸어 드립니다.

ISBN 978-89-91177-42-0 03510

피부과 FAQ 152가지

# 이수근 박사의 요즘 미인되는 피부이야기

이수근 _지음

BG 북갤러리

피부과 의사는 매일같이 사람의 피부만 쳐다보며 사는 것이 일입니다. 제가 피부과 전공의 과정을 처음 시작하던 때부터 지금까지 진료실에서 줄잡아 50만 명 이상의 피부를 자세히 관찰한 것 같습니다. 그런데 남녀노소와 빈부귀천 그리고 내외국인을 막론하고 모두가 정말 원하는 것이 하나 있었는데 그것은 바로 아름답고 건강한 피부였습니다. 젊은 사람들 표현으로 바꾸면 예쁜 피부가 될 겁니다.

어떻게 하면 예쁜 피부가 될 수 있을까? 그리고 일단 피부가 좋아지면 다시 나빠지지 않고 그런 좋은 상태를 계속 유지하는 방법은 무엇이 있을까? 이런 고민은 누구보다 피부과 의사들이 가장 많이 하고 있습니다. 그런데 중요한 사실은 모든 사람에게 똑같은 효과를 보는 만능 치료법은 없다는 것입니다. 아무리 좋은 최신 레이저 장비라 하더라도 '묻지마' 식 치료는 불가능합니다. 이 레이저 치료만 받으면 어떤 문제라도 다 해결해 줄 수 있다는 식의 광고를 보신다면 그건 거의 확실히 과대광고입니다.

그보다는 각 사람의 피부가 어떤 상태인지, 그리고 문제가 정확하게 무엇인지에 대해 진지하게 피부과 의사와 함께 고민해보고 각자에게 가장 적당한 좋은 치료법을 같이 찾아가는 것이 더 중요합니다. 광고나 인터넷 웹사이트의 화려함에 현혹되기보다는 믿을만한 피부과 전문의를 주치의로 한 분 정해놓고 오랫동안 친하게 지내시기를 진심으로 권해드립니다.

우리의 어린 시절을 한번 돌아봅시다. 자외선 차단크림은 물론이거니와 피부 보호에 대한 아무런 개념이 없이 살았습니다. 법보다 주먹이 가깝다는 식으로 여드름이 생기면 피부과보다 손톱이 더 가깝게 느껴졌습니다. 눈이 아프면 안과에 가고, 배가 아프면 내과나 응급실에 갔지만 피부가 이상하면 그저 약국에 가서 연고 하나 사서 바르고는 하였습니다. 집에는 상표가 지워진 꼬질꼬질한 연고부터 비상용으로 사둔 복합피부질환연고에 이르기까지 만능 연고상자가 항상 있었습니다. 그건 요즘도 마찬가지인 것 같습니다.

사회와 경제가 많이 발전했지만 여전히 피부과의 문턱은 높습니다. 더구나 요즘은 피부과 전문의보다 더 전문가 행세를 하는 사람들도 많아졌습니다. 인터넷에 보면 피부과 전문의도 결론을 내리기 어려운 치료법을 이것만이 가장 확실한 치료법이라는 식으로 단언하는 정보가 수도 없이 돌아다닙니다. 정보의 홍수가 아니라 정보와 쓰레기가 잔뜩 뒤섞여 판단력을 흐리게 만드는 그런 시대에 살고 있습니다. 부디 이 책이 예쁘고 젊게 살아가기 원하는 대한민국의 모든 여성들과 남성들에게 좋은 길잡이가 되기를 소원합니다.

이 책은 질문과 응답 형식으로 되어있어 지루하지 않게 올바른 지식과 판단력을 제공하도록 구성되었습니다. 오랫동안 진료실과 인터넷 상에서 가장 많이 받아왔던 질문들만 선별하여 올렸는데, 어려운 전문지식은 일반인들이 이해하기 쉽게 풀어서 서술하였습니다. 피부로 고민하시는 많은 분들에게 희망적인 도움이 되었으면 좋겠습니다. 감사합니다.

2007년 7월 10일
피부과전문의 의학박사 이수근

# 차례

머리말

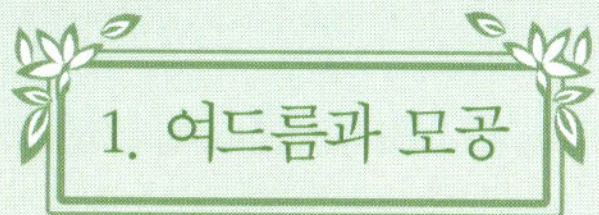

## 2. 박피와 필링

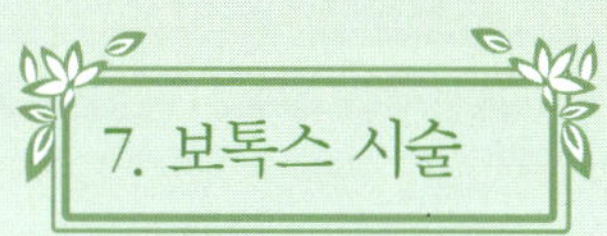

# 7. 보톡스 시술

# 여드름과 모공

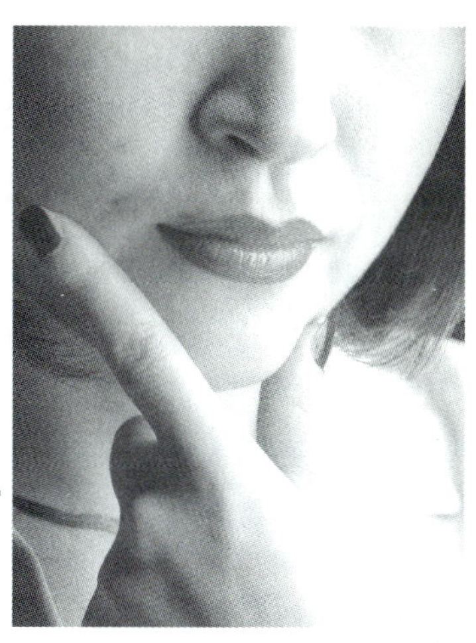

# 1

**여드름이 아주 지긋지긋한 고3입니다.
여드름은 도대체 왜 생기는 건가요?**

여드름은 상당히 흔한 피부질환이며 청소년기의 전유물도 아닙니다. 서구에서 나온 연구에 따르면, 12~25세 인구의 85%에서 여드름이 발생한다고 하며 여드름 환자의 평균 연령은 1984년에 20.5세에서 1994년에 26.5세로 증가하였다고 합니다. 여드름 생기는 연령이 자꾸 높아지고 있다는 뜻입니다. 그리고 여드름을 오랫동안 앓을수록 여드름 흉터도 더 심한 경향을 보입니다. 따라서 여드름은 일찍 잘 치료하는 것이 예쁘고 건강한 피부를 만드는 첩경일 것입니다.

여드름은 아직 세포 및 분자 수준에서의 발병기전까지는 정확하게 밝혀져 있지 않습니다. 하지만 일반인들이 알기 쉽게 여드름의 발병과정을 간단하게 요약하면 '피지선에서 (과다하게) 분비된 피지가 (여드름 균에 의해) 막혀진 모공을 통해 제대로 배출되지 않고 모공 속에 갇히면서 면포를 형성' 하는 것입니다. 여기서 괄호 안에 넣은 내용들은 가장 일반적인 경우를 든 것으로서 이 문장을 통해 여드름의 중요한 원인을 두 가지만 추려낸다면, ① 피지선 즉, 피지공장에서 과다하게 분비된 피지와 ② *Propionibacterium acnes*와 같은 여드름 세균입니다.

피지와 세균은 함께 작용하는데, 즉 여드름 세균이 피지를 섭취한 뒤 내놓는 물질이 염증유발 물질이어서 이들이 모공을 막고 염증을 일으키게 됩니다. 모공이 막히면서 모낭 내에 단단하게 자리 잡게 되는 면포(comedo)는 모든 여드름의 초기병변으로, 그 내용물은 피지, 각질 및 세균으로 구성됩니다. 피지와 세균은 모든 사람에게 있는 것이므로 여드름은 모든 사람에게 생길 수 있다고 말할 수 있습니다.

공부 때문에 지긋지긋한 시간들이 곧 끝나실 겁니다. 힘내세요~~.

## 2 여드름이 잘 생기는 체질이 따로 있나요?

'왜 나만 갖고 그래?' 라는 말이 유행했던 적이 있습니다. 어떤 사람은 며칠 밤을 새우며 공부해도 얼굴이 멀쩡한데 왜 어떤 사람은 조금만 신경 쓰는 일이 생겨도 얼굴에 여드름이 잔뜩 튀어나오는 걸까요? 여드름이 잘 생기는 체질이 따로 있는 것인지 궁금해지는 대목입니다.

사실 여드름이 심하거나 모공이 넓은 환자들은 선천적으로 피지가 많이 나오는 체질을 타고난 경우가 많습니다. 이런 경우는 특히 사춘기 때부터 많은 여드름을 경험하게 됩니다. 부모님을 보면 모공이 넓거나 여드름 흉터가 많은 경우가 많고 나이가 들어서도 여전히 지성 피부로 인해 신경을 쓰시는 것을 보게 됩니다.

누구나 사춘기 이후에 안드로겐 (androgen, 남성호르몬)이 많이 분비되는데 이 호르몬에 대한 피지선의 반응 정도는 사람마다 차이가 있습니다. 즉, 어떤 사람들은 '확실히' 피지 분비가 남들보다 많으며 여드름도 더 잘 생기고 모공이 쉽게 넓어지는 것은 물론, 일단 치료가 된 후에도 여드름이 잘 재발한다는 뜻입니다.

하지만 피지 분비가 많은 것이 꼭 선천적인 요인과 관련되는 것만은 아닙니다. 다양한 종류의 스트레스도 피지를 많이 분비하게 만드는 중요한 원인입니다. 이는 특히 사춘기 때는 여드름이 거의 없었는데, 왜 나이가 든 지금에 와서야 여드름이 나느냐는 호소를 해오는 성인 환자들의 경우에 많습니다. 대표적인 예가 시험을 앞두고 있거나 직장에서 과로에 시달리고 있거나 심지어는 새로운 차를 사거나 새 집으로 이사하는 '좋은' 스트레스의 경우에도 여드름이 갑자기 생기는 경우입니다. 얼굴에 여드름이 부쩍 많아지면 '너 좋아하는 사람 생겼구나' 라는 핀잔 아닌 핀잔을 듣기도 하는 것을 생각해보면 잘 이해될 것입니다.

스트레스가 피지를 유발하는 기전은 '외부의 스트레스 → 이를 이겨내기 위해 스트레스 호르몬인 코티솔 생산 → 코티솔과 함께 안드로겐이 같이 생산 (두 호르몬은 비슷한 장소 (부신)에서 생성되기 때문) → 안드로겐에 의해 피지선에서 피지 분비 유발’ 로 요약해볼 수 있습니다.

그 외에 월경 직전에 여드름이 심해지는 경우도 꽤 흔합니다. 그 원인은 배란일을 전후해 프로게스테론(progesterone)이라는 호르몬의 분비가 증가하다가 생리 3~4일 전에 갑자기 감소되기까지 이 호르몬이 지속적으로 피지선을 자극할 수 있기 때문입니다. 그리고 같은 이유로 이 호르몬 성분이 들어있는 종류의 피임약은 여드름을 악화시킬 수 있습니다.

# 3 저는 피지가 별로 없고 얼굴도 건조한 편입니다. 그런데 왜 자꾸 여드름이 생길까요?

만약 그 말이 사실이라면 우선 두 가지를 의심해보아야 합니다. 첫째는 너무 오랜 시간 동안 화장을 지우지 않은 상태로 지내서 모공이 계속 막혀있거나 혹 화장품을 바르는 시간은 그리 오래되지 않지만 현재 쓰고 있는 제품이 너무 유분기가 많거나 모공을 막는 성분들이 들어있는 경우입니다. 특히 보습이 중요하다고 생각해 아무 생각 없이 얼굴에 너무 유분기가 많은 제품을 듬뿍 바르고 잠에 드는 경우는 주의를 요합니다.

얼굴 전체가 완전히 건성이거나 완전히 지성인 경우는 많지 않습니다. 대부분의 사람들은 코를 포함한 소위 T-존은 지성이고 눈가와 입가는 건성입니다. 다른 부위는 건성에서 지성 사이이며 따라서 누구나 정도의 차이가 있을 뿐 복합성 피부를 가지고 있다고 볼 수 있습니다. 화장품을 선택할 때 일반상식이나 비전문가의 조언에 귀를 기울이기보다는 피부과 전문의와 자세한 상담을 받아본 후 화장품에 대해 전반적인 재평가를 해볼 필요가 있습니다. 그리고 낮에 했던 화장을 안 지우고 주무시는 분들이 간혹 있는데, 피부과적으로는 자해행위나 다름없습니다. 여드름이 더 심해지라고 주문을 외우는 것과 다를 바 없습니다.

또 한 가지는 여드름 세균이 남달리(?) 활발하게 활동하는 경우입니다. 여드름 세균들이 피지 분비가 많은 환자에서 더 흔하게 여드름을 일으키는 것은 사실이지만, 피지가 별로 없음에도 얼굴에 여드름 특히 농포성 또는 염증성 여드름이 자주 생기는 분들은 치료 방향도 피지보다는 세균 쪽으로 잡는 것이 좋습니다. 물론 그 판단은 피부과 전문의의 몫입니다.

## 4 제 딸이 사춘기에 접어들면서 갑자기 여드름이 많이 납니다. 사춘기에 여드름이 많아지는 것은 어떤 이유 때문인가요?

정도의 차이는 있을지언정 대부분의 사춘기 청소년들은 얼굴에 어느 정도 이상의 여드름을 가지고 있다고 합니다. 그런데 그들이 모두 얼굴에 기름이 잔뜩 흘러내리는 것도 아닙니다. 그렇다면 왜 사춘기에는 여드름이 호발할까요? 이렇게 설명하는 것이 가능합니다. 사춘기에는 남성호르몬인 안드로겐의 분비가 갑자기 왕성해지고 따라서 이전에 비해 상대적으로 피지 생산이 많아집니다. 그런데 피부의 구조는 아직은 덜 성숙해있다는 것이 문제입니다.

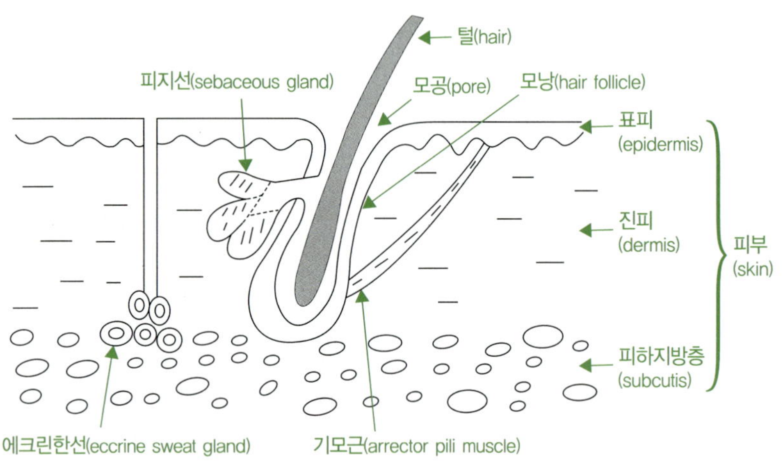


위에 정상 피부의 구조를 알기 쉽게 그려보았습니다. 피지선에서 생산된 피지는 모공을 통해 피부 바깥으로 빠져나오게 됩니다. 얼굴 피부 모공 속의 털은 두꺼운 성모가 아닌 솜털 정도입니다. 그에 비해 피지선은 매우 발달해 있고 모공을 통해 분비되는 피지량이 장난이 아닙니다. 그래서 얼굴 모공은 '모공(毛孔)' 보다는 '지공(脂孔)'으로 부르는 것이 더 적당하다는 의견도 있을 정도입니다.

그런데 사춘기에는 아직 모공이 구조적으로 충분히 성숙하지 않은 좁은 상태이므로 갑자기 늘어난 피지가 다 빠져나가지 못하고 '적체' 현상이 일어나 결국 모공이 막히게 되고 여드름이 발생하기 쉽습니다. 사춘기의 급성 여드름은 설날 연휴에 고속도로가 주차장이 되는 현상과 비슷합니다. 길은 좁은데 차가 갑자기 너무 많아진 것이 문제인 것처럼 모공은 아직 좁은데 갑자기 피지가 너무 많이 나오는 것이 문제입니다.

5 얼굴에 뾰루지가 자꾸 납니다. 오랫동안 다니던 병원에서는 여드름이 있다며 여드름을 치료하자고 하고 어떤 병원에선 그냥 지루성 피부염이라고 하던데, 도대체 두 질환이 어떻게 다른 건가요?

여드름(acne)과 지루성 피부염(seborrheic dermatitis)은 사촌지간이라고 생각하시면 됩니다. 지루성 피부염은 말 그대로 지루(脂漏, seborrhea) 즉, 피지와 각질 덩어리들이 많이 존재하는 얼굴이나 머리, 가슴 부위에 발생하는 대단히 흔한 피부병입니다. 주 증상은 피부가 붉어지고, 각질이 일어나고, 가려워지고, 비듬이 생기고 뾰루지 같은 것들이 생기는 것입니다. 여드름과는 면포가 없다는 점에서 분명히 구분됩니다. 하지만 두 질환이 모두 피지가 많은 환자에 호발하고, 동시에 생기는 경우도 흔하기 때문에 병원에서는 둘 중에 좀 더 증상이 심한 쪽을 환자분께 말씀드린 것으로 보입니다.

일반적으로 두 질환이 동시에 있는 경우는 지루성 피부염이 심하면 그쪽을 먼저 치료한 후 여드름은 나중에 치료하며, 지루성 피부염의 증상이 심하지 않다면 여드름을 치료하면서 치료제를 약간 추가하거나 변경해서 투여하는 방식으로 피부염을 같이 치료하면 됩니다. 하지만 간혹 비피부과 전문의에게 치료받는 과정에서 지루성 피부염을 장기간 스테로이드로 치료하는 경우 오히려 여드름이 악화되기도 하므로 주의를 요합니다.

## 6 저는 이전에 여드름이 거의 생겨본 적이 없습니다. 그런데 어른이 되어서 심하게 여드름이 생기네요. 혹시 회춘한건가요^^?

성인이 되어서 여드름이 자꾸 생기는 경우는 크게 두 가지 원인이 있습니다. 첫째는 화장품이고 두 번째는 스트레스입니다.

화장품에 대해서는 3번 질문에서 자세하게 설명드렸습니다. 여드름 때문에 고생해보신 분이라면 화장품을 고르실 때 여드름을 유발하지 않는다는 문구가 적혀있는 제품을 선택하시기 바랍니다. 대개 다음과 같은 문구가 적혀있으면 됩니다.

- non-comedogenic
- low comedogenic
- for acne skin

이런 문구가 없다면 최소한 '지성 피부용' 제품, 즉 'for oily skin' 이라는 말은 있는 것이 좋습니다. 그리고 이런 제품들도 가급적 가볍게 사용하고 얼굴에 바르고 있는 시간을 줄이는 것이 좋습니다. 물론 여드름 치료에 사용되는 소위 'anti-blemish' 제품들은 전문의의 조언을 참고해서 꾸준히 지속적으로 잘 사용하시기 바랍니다.

두 번째 중요한 원인은 스트레스입니다. 여기에는 모든 종류의 정신적, 육체적 스트레스가 다 포함됩니다. 죄송하지만 성인 여드름은 '회춘'과는 아무 연관이 없으며 스트레스 많은 현대사회의 한 단면일 뿐입니다. 여드름이 스트레스 많은 직장에서 자주 발생하는 것이 사실이므로 언젠가는 여드름이 산업재해로 인정될 날이 올지도 모릅니다.^^

**7** 저는 주로 입과 턱 주위에 여드름이 심합니다. 장이 안 좋아서 그렇다는데 정말 그런가요?

의학적으로 '장이 안 좋을 때 여드름이 생긴다'고 말하기는 힘듭니다. 장이 안 좋은 것이 특정 부위의 여드름과 관계되는 것도 아닙니다. 다만 넓게 생각해본다면 심한 정신적, 육체적 스트레스는 여드름도 유발하고 소화기 장애도 유발할 수 있습니다. 심한 스트레스로 인해 장이 안 좋아지는 경우를 주변에서 흔히 보셨을 겁니다. 이럴 때는 대개 '신경성'이라는 말이 붙습니다. 신경성 위염이나 과민성 대장증

후군 같은 말을 흔히들 합니다.

그렇다면 '장이 안 좋은' 것은 여드름과 마찬가지로 스트레스의 결과물일 수 있습니다. 그리고 또 한편 '장이 안 좋은' 것 자체가 일종의 내부적인 스트레스이기 때문에 그로 인해 여드름이 악화될 수도 있을 겁니다. 여드름은 모든 종류의 정신적, 육체적 스트레스에 의해 악화될 수 있기 때문입니다. 하지만 그렇다고 해서 장이 안 좋은 것이 여드름의 일반적인 중요한 원인에 들어간다고 볼 수는 없습니다. 훨씬 큰 중요한 원인들이 많이 존재하기 때문입니다.

심한 여드름 환자 가운데 간혹 장을 먼저 치료해야 한다고 들었다면서 한약을 먹으면서 여드름약을 중단하는 경우를 보는데 전 세계에서 우리나라에만 존재하는 대단히 안타까운 현상입니다.

## 8 여드름이 생길 때 처음에는 모래알갱이나 깨알 같은 작은 것들이 많이 만져지던데, 그게 정확하게 뭔가요?

여드름이 처음에 시작할 때는 모공 속의 작은 알갱이로 시작합니다. 피부 바깥에서는 단지 흰 알갱이처럼 보이면서 약간 융기되어 있기도 하는데 이를 흰색 면포(white comedo) 또는 백두(白頭, white head)라고 부릅니다. 소위 말하는 '초기 여드름'의 전형적인 모습이며 좁쌀 여드름으로 부르기도 합니다. 흰색 면포는 짜도 잘 나오지 않으므로 괜히

긁어 부스럼 만들지 말고 그냥 피부과를 방문하는 것이 좋습니다.

그런데 여드름이 좀 더 진행하면 여드름이 피부 바깥으로 살짝 돌출되면서 검은색 면포(black comedo) 즉 흑두(黑頭, black head)라고 부르는 상태가 되는데, 이 상태를 두고 여드름을 오래 두었더니 점이 되었다는 표현을 하는 경우가 많습니다. 하지만 이런 면포 상태의 여드름은 제대로만 치료하면 자국이나 흉터 없이 깨끗하게 치료될 수 있으니 걱정할 필요가 없습니다. 면포는 피지와 각질, 세균 등으로 구성되어 있으며 여드름 진단의 가장 기본적인 요소입니다.

**9** 저는 왜 항상 여드름이 아프고 곪는 건가요? 그리고 여드름이 지나간 자리가 많이 붉습니다. 사람마다 여드름이 다 다르게 생긴 것 같던데, 여드름의 증상들을 한번 정리해 주실 수 있을까요?

사람 얼굴도 다 다르게 생겼는데 여드름이 다 똑같을 수는 없습니다. 여드름의 증상이 면포(comedo)만 있는 것도 아닙니다. 다음과 같은 여러 증상들이 나타나게 됩니다. 그리고 각각의 증상들도 그 심한 정도에 차이가 많습니다.

① 염증과 통증(inflammation and pain) : 여드름이 진행되다 보면 손으로 만지거나 여드름 세균들이 번식해서 염증이 생기는 경우가 많습니다. 대개 통증과 붉은 색이 동반되는데 심하지만 않다면 별 후유증 없이 치료가 가능합니다.

② 농포(pustule) : 염증이 좀 더 심해지면 고름이 들어차게 되는데, 이를 너무 쉽게 생각해서 불결한 손으로 짜게 되면 상처가 점점 커지고 결국 흉터까지 남을 수 있습니다. 간단하게 소화기로 해결할 문제를 소방차가 와야 하는 사태로 발전하게 되는 것입니다.

③ 결절(nodule) : 염증이 오래되면 부종과 섬유화가 진행되면서 딱딱해지게 됩니다. 이 상태가 되면 그제서야 병원에 오는 경우를 많이 보는데, 물론 해결방법은 있지만 치료에 시간이 많이 걸립니다.

④ 붉은 자국(erythema) : 여드름을 취미생활처럼 열심히 짜면서 사시는 분들은 여드름이 지나간 부위가 상당히 붉어져 있는 것을 볼 수 있을 겁니다. 물론 시간이 흐르면 저절로 없어질 수도 있지만, 한 번 맞은 데를 또 맞으면 멍이 크게 들듯이 근본적인 문제해결 없이 그 부위에 또 여드름이 생기면 계속 염증이 심해지면서 붉은 자국도 그 정도를 더하게 되고 나중에는 색소침착으로 이어지게 됩니다.

⑤ 색소침착(postinflammatory hyperpigmentation) : 여드름의 붉은 자국은 시간이 흐르면서 점점 정상 피부색깔로 돌아가는 것이 보통이지만, 자외선 노출이 많거나 원래 피부색이 어두운 분들은 그 부위가 갈색 또는 거무스름한 색깔로 변하기 쉽습니다. 색소침착도 결국 시간이 흐르면 정상 피부색깔로 돌아갑니다만 시간이 많이 걸립니다.

⑥ 튀어나온 흉터 또는 켈로이드(hypertrophic scar or keloid) : 염증성 여

드름을 오랫동안 앓았거나 특히 턱 주변의 여드름을 스스로 많이 짜거나 만진 경우 그 부분이 딱딱해지면서 오랫동안 사라지지 않는 것을 볼 수 있습니다. 대개 통증은 없지만 상당히 성가신 모양이고 특히 가슴이나 어깨에 켈로이드가 잘 생기는 체질을 가지고 있다면 이 후유증을 조심해야 할 것입니다.

⑦ 푹푹 파인 흉터(atrophic scar) : 전형적인 여드름 흉터는 얼음송곳으로 피부를 푹푹 찔러놓은 듯한 흉터(ice-pick scar)로서 저절로 회복되는 경우는 거의 없으며 한번 생기면 영구적입니다. 때로는 흉터가 좀 더 넓고 얕게 생기는 경우도 있습니다. 여드름이 지나간 자리에 이런 위축성 반흔이 잘 생기는 분들은 혼자 여드름 짜는 버릇을 하루라도 빨리 버려야 합니다.

⑧ 넓어진 모공(large pore) : 여드름 환자들은 모공과 그 주위에 각질이 증가하면서 모공이 쉽게 막히게 됩니다. 이때 면포까지는 아니지만 피지와 각질들이 모공 내에 들어차면서 밖으로 배출되지 못하고 모공만 넓어지게 됩니다. 진료실에서 환자 얼굴의 넓어진 모공들을 보면 푹푹 파인 흉터와 함께 한 때 여드름이 상당히 심했었겠구나하고 생각하게 만듭니다. 물론 모공이 여드름과 직접적으로 크게 관련이 없는 경우도 있습니다. 그리고 때로는 모공이 너무 넓어져 여드름 흉터와 구분이 잘 안 되는 심한 경우마저 있습니다.

# 10

여드름(acne)은 면포(comedo)가 거의 항상 존재하는 것이 특징입니다. 그에 비해 소위 말하는 뽀루지는 의학적으로는 표재성세균성 모낭염(superficial bacterial folliculitis)을 의미하며 면포를 동반하지 않습니다. 뽀루지는 여드름보다 발생기전이 단순하고 치료도 간단해서 짧은 기간의 먹거나 바르는 항생제 정도로 충분히 치료될 수 있습니다. 물론 여드름과 뽀루지가 동시에 오는 경우도 드물지 않습니다.

참고로 뽀루지와 뽀두라지가 표준어이며, 흔히 쓰이는 뽀드락지라는 단어는 경남지방 사투리이고 꼬무락지와 꼬드락지 역시 충남지방의 사투리입니다.

# 11

여드름은 다 똑같은 것이 아닌가 봐요. 여드름에도 종류 같은 것이 있나요?

당연히 여드름에는 여러 종류가 있습니다. 대한피부과학회에서 발간한 《피부과학》 최신판에 따르면 가장 흔한 형태인 심상성 여드름(acne vulgaris)을 비롯해 특별한 형태인 응괴성 여드름(acne conglobata),

켈로이드성 여드름(acne keloidalis), 전격성 여드름(acne fulminans) 등이 있고, 이외에 감별할 질환으로 그람 음성균에 의한 모낭염(Gram negative folliculitis), 약물에 의한 여드름모양 발진(acneiform eruption induced by drugs), 주사(rosacea), 구주위염(perioral dermatitis) 등이 있습니다.

그리고 원인에 따른 분류도 가능한데, 여기에는 약물, 화장품, 포마드, 세제 등에 의한 여드름과 여름의 습하고 더운 기후에서 발생한다고 해서 이름 지어진 하계 여드름, 반복적인 물리적인 자극 때문에 생기는 기계적 여드름 등이 있습니다. 그 외에 발병 시기에 따른 분류로는 상당수의 여자들이 경험하는 월경 전 여드름과 흔하지는 않지만 유아기에 발생하는 신생아 여드름 등이 있습니다.

## 12 심상성 여드름(acne vulgaris)이 무슨 뜻인지요? 여드름이 심하다는 말인가요?

오해가 많으셨네요. '심상성(尋常性, vulgaris)'이란 말은 단순히 '흔하다'는 뜻입니다. 즉, 심상성 여드름은 우리가 아는 일반적인 흔한 여드름을 지칭하는 말일 뿐이고 어려운 한자가 들어갔을 뿐입니다. 그리고 사실 오랫동안 저희 피부과 의사들이 일반 여드름을 가리킬 때 써온 단어는 좀 더 어려운 용어인 '심상성 좌창(尋常性座瘡)'입니다.

# 13

저는 피부과에서 단순한 여드름이 아니라 응괴성 여드름 (acne conglobata)이라고 들었습니다. 이건 어떤 질환인가요?

응괴성 여드름은 여드름 가운데 가장 심한 형태라고 보시면 됩니다. 대개 성인 남자에서 발생하며 40~50세까지 지속될 수 있습니다. 주로 가슴, 어깨, 등 및 목 뒷부분에 발생하며 둔부, 팔, 대퇴 및 얼굴에서도 볼 수 있습니다. 치료가 제대로 되더라도 흉터가 잘 생기는 형태인데, 여기 저기 곪으면서 한군데를 누르면 그 옆이 같이 터지고 고름이 흐르는 식의 악성 여드름을 떠올리시면 될 겁니다. 즉, 농양들이 서로 연결된 루(sinus)가 존재하며 검은색 면포들도 서로 융합돼 있는 경우가 많은 고도의 염증성 질환입니다. 응괴성 여드름은 안타깝게도 의학적인 치료환경이 열악한 군인들의 경우에 자주 보는 것 같습니다.

응괴성 여드름은 심상성 여드름에 비해 치료기간이 오래 걸리고 좀 더 강한 치료를 요합니다. 단순한 항생제만으로는 치료가 어렵고 이소트레티노인(isotretinoin)이라는 약과 때로는 스테로이드를 적절히 이용해서 장기간 치료해야 합니다. 트리암시놀론 병변내 주사도 유용하게 사용됩니다. 참고로 응괴성 여드름의 경미한 형태는 따로 낭종성 여드름 (cystic acne)이라고 부릅니다.

# 14 여드름이 사춘기 전에 생길 수도 있나요?

물론입니다. 흔하지는 않지만, 태어난 지 얼마 안 되는 신생아에서 생기는 신생아 여드름(neonatal acne)은 어머니로부터 전달된 프로게스테론의 영향 때문에 피지선이 자극받은 것으로 보고 있습니다. 특별한 치료는 필요 없습니다. 그리고 신생아 이후 사춘기가 되기 전에 여드름이 생기는 경우는 대개 특별한 약물을 복용했거나 호르몬 대사의 이상이 원인일 수 있으므로 전문의의 진료가 필요합니다.

# 15 화장품이나 포마드에 의해서도 여드름이 생기나요? 그리고 그때는 보통의 여드름과 어떻게 다른지요?

나이가 든 여성이 여드름이 심하다면 우선 다양한 종류의 스트레스를 의심해보고 그것이 아니라면 화장품을 의심해보아야 할 것입니다. 이 경우는 대개 심한 염증이나 결절 같은 증상은 없고 가벼운 면포 위주입니다. 농포가 살짝 생기는 경우도 흔합니다. 어떤 특정 화장품이 여드름의 원인으로 강하게 의심된다면 일단 그 화장품을 중단하고 피부과를 찾아가는 것이 좋습니다. 그리고 조심스럽게 여드름 전용 화장품을 사용하기 시작해야 할 겁니다.

그리고 일반적으로 화장품을 피부에 바르고 있는 시간을 가능하면 줄이는 것이 중요합니다. 바쁘고 피곤하다고 화장을 안 지우고 그냥 잠에 든다면 십중팔구 여드름이 유발되기 쉽습니다. 딥클렌징과 이중세안을 생활화하는 것도 중요합니다.

포마드 여드름은 주로 흑인남성에서 발생하는 것으로 포마드와 오일을 머리와 얼굴에 바르는 사람에게 생깁니다. 주로 흰색 면포가 발생하는 것이 특징이며 그 외의 특징은 화장품 여드름과 동일합니다.

# 16

얼마 전에 결핵약을 복용하기 시작했는데 자꾸 여드름이 납니다. 왜 그러죠?

약물이 여드름의 원인이 되는 경우가 간혹 있고 대표적인 경우가 바로 결핵약입니다. 결핵약 중 특히 아이나(INH)라는 약제가 원인이며 결핵약을 끊지 않는 이상 치료가 잘 되지 않습니다. 대부분의 경우엔 여드름보다 결핵이 더 중요한 질환이므로 결핵약을 끊지 않고 여드름약을 병행하면서 조절하게 됩니다.

이외에 여드름의 원인이 될 수 있는 흔한 약물로는 스테로이드 제제가 있습니다. 스테로이드는 대개 단기간 전문의의 처방에 따라 투여되는 경우 별 문제가 없지만, 장기간 먹거나 바르거나 주사를 맞는 경우

혹 스테로이드에 민감한 환자에서 특징적인 분포와 양상을 보이는 여
드름을 유발합니다. 이 경우는 따로 스테로이드 여드름(steroid acne)이라
고도 부릅니다.

## 17 닭고기나 돼지기름을 먹으면 여드름이 심해진다고 들었습니다. 정말 그런가요?

우리나라에서는 오래 전부터 특정 음식이 피부를 나쁘게 만
든다는 생각이 자리 잡고 있습니다. 사실 음식과 여드름 문제는 전문가
들 사이에서도 의견이 일치하지 않는 경우가 많습니다. 그것은 근거가
불충분하기 때문입니다. 하지만 최근의 연구에 따르면 일부 음식은 호
르몬과 사이토카인에 영향을 주어 여드름의 악화요인으로 작용할 수도
있을 것으로 보고 있습니다. 예를 들어, 혈당을 높이는 음식은 ① 각질
형성 세포의 증식을 유발해 모공의 과각화를 촉진시키거나 ② 과인슐
린혈증을 유발해 결과적으로 피지 분비를 증가시켜 여드름을 악화시킬
수도 있다는 추측을 하기도 합니다.

하지만 현재로서는 여드름 환자에게 '닭고기나 돼지기름을 먹는 것
이 여드름을 나쁘게 만드니까 피하세요' 라는 상담을 해주는 피부과 의
사는 거의 없습니다. 미약한 가능성을 중요한 것처럼 말해주기보다
는 효과가 뛰어난 여드름약을 처방하거나 피부 스케일링 같은 시술

을 해주는 것이 여드름 치료의 시간도 절약하고 흉터와 같은 합병증을 예방하는 데 실제적인 큰 도움이 되기 때문입니다.

## 18 바깥에서 오래 돌아다니다 들어오면 여드름이 심해집니다. 자외선 때문인가요?

봄에 조금씩 여드름이 나타나다가 여름에 심해지고 다시 가을에 없어지는 주기가 계속 반복된다면 좀 드문 형태이기는 하지만 하계 여드름으로 볼 수 있습니다. 대개 20~40대 여성에서 생깁니다. 하지만 하계 여드름은 아직 정확한 원인이 밝혀져 있지는 않습니다.

자외선을 오래 쏘인 후 여드름이 심해지는 현상에 대해 좀 더 일반적인 설명을 해드리겠습니다. 자외선을 오래 쬐면 피부가 스스로를 보호하기 위해 각질을 많이 만들게 됩니다. 그런데 이 각질들이 모공을 막게 되면 피지 배출이 어려워져 여드름이 심해지고 모공이 넓어지는 것입니다. 따라서 여드름이나 모공 문제가 심각한 환자들은 반드시 여름철에 선크림을 사용하시기를 권해드립니다.

어떤 분들은 선크림을 바르면 얼굴이 번들거리고 오히려 여드름이 심해진다면서 아예 선크림을 포기하고 사시는데, 절대로 그렇게 하지 마시기 바랍니다. 발이 작아 맞는 신발이 없다고 맨발로 돌아다니는 사람은 없습니다. 어떻게든 작은 신발을 구입해서 잘 신고 다니십시오. 여드름 피부나 지성 피부용으로 나온 매트한 선크림을 구해서 꼭 사용하시기 바랍니다. 요즘엔 이런 제품군들이 많이 소개되고 있습니다. 필요는 발명의 어머니이기 때문입니다.

## 19 여드름 때 먹는 약을 알기 쉽게 정리해주세요.

여드름 치료방법은 여드름의 다양한 원인들을 하나하나 제거하거나 예방하는 데 초점을 맞추고 있습니다. 즉, 세균을 죽이거나 억제시키고, 피지 분비를 줄여주고, 모공의 각질을 녹이거나 깎아내 모공이 막히는 것을 치료하거나 예방하며, 동반된 염증을 효과적으로 가라앉히는 것이 중요합니다. 여기서 가장 기본적이면서 중요한 것이 바로 먹는 약입니다.

먹는 여드름약은 대개 1~3개월 이상 꾸준히 투여하는 것이 중요합니다. 여드름은 감기나 모낭염처럼 잠깐 앓고 지나가는 가벼운 감염성 질환이 아니기 때문입니다. 일반적으로 항생제로는 여드름 세균을 효과적으로 제압하며 염증을 완화시키는 항생제인 테트라사이클린(tetracycline) 제제가 가장 많이 쓰이며 같은 계열의 독시사이클린(doxycycline), 미노사이클린(minocycline) 등도 잘 알려져 있습니다. 이외에 에리스로마이신(erythromycin)도 자주 처방되는 항생제입니다.

두 번째는 중증 여드름에 특히 많이 쓰이는 합성비타민-A 제제인 이소트레티노인(isotretinoin)이 탁월한 효과를 보이는데, 흔히 로아큐탄(RoAccutane)이라는 상품명으로 잘 알려져 있습니다. 이 약은 주로 피지를 억제하는 방식으로 여드름을 치료하며 따라서 여드름은 없이 얼굴에 기름기가 많은 중년 여성이나 남성들에게도 많이 처방됩니다. 이소트레티노인은 피지 분비 조절작용 외에도 모낭상피 세포의 이상각화를 교정하고 염증을 완화시키는 작용도 있으며 여드름 균의 성장을 줄이는 효과도 있습니다. 입술이 다소 마르는 등의 경미한 부작용이 있으나 큰 문제가 될 정도는 아닙니다. 태아에게 해로우므로 제약회사에서는 결혼하기 1개월 전에는 끊을 것을 권고하고 있습니다.

이외에 염증이 심한 경우엔 스테로이드제를 잠깐 동안 복용해서 큰 효과를 볼 수 있습니다.



진료실에서 나를 만날 때마다 항상 '죄송해요. 정말 죄송해요.' 하시는 할머님 환자분이 한 분 계셨다. 항상 '죄송하다'는 말씀부터 하셨다. 연세는 60대 중반이셨는데 같은 연세의 다른 분들에 비해 주름도 심하고 피부도 안 좋아서 피부과 의사인 나를 너무 괴롭게 해드려 죄송하다는 뜻이었다.

팔자주름에는 필러를 주사하고 콧수염과 눈썹아래 털은 제모 레이저로 치료해드렸다. 미간주름은 보톡스와 필러를 같이 사용해서 치료해드리고 피부를 팽팽하게 만드는 폴라리스 레이저도 2주 간격으로 3회 시술해 드렸다. 멀리 호주에 가서 오랫동안 계실 거라면서 선크림도 듬뿍 사가지고 가셨다. 많이 젊어지셨는데도 진료실을 나서며 여전히 '죄송하다'는 말씀을 잊지 않으시는 할머님.

호주에 사시는 그분 따님도 오랫동안 필자의 환자셨는데, 나중에는 호주에서 잠깐 방학을 맞아 한국에 나온 손자들도 데리고 오셨다. 얼굴에 점이 많아서 그걸 빼야 한다고 하셨다. 요즘 3대에 걸쳐 가족 단위로 피부과에 오는 경우가 적지 않지만 할머님 가족들은 언제나 잊혀지지 않는다.

에스트로겐 단일제제로 구성된 특정 피임약이 피지 억제에 효과가 있다고 알려져 있지만 그 효과는 대단한 것은 아닌 것 같습니다.

## 20 여드름 때문에 바르는 약은 어떤 것들이 있나요?

먹는 여드름약에 비해 바르는 약은 그 종류가 좀 더 다양합니다. 각질제거제와 알코올, 그리고 항생제 성분이 적절하게 섞여있는 제제가 가장 많이 쓰이는데 의약분업 전까지는 각 피부과에서 직접 제조했으나 지금은 제약회사나 일부 화장품 회사에서 만드는 상용 제제를 사용합니다. 항생제 성분은 클린다마이신(clindamycin)이나 에리스로마이신(erythromycin)이 주로 사용됩니다. 대개 물약 형태로 판매되며 하루 두 번 도포가 원칙입니다. 항생제로만 이루어진 물약도 많이 쓰이며, 각질제거제만 들어있는 약은 잘 안 쓰입니다.

또 하나의 중요한 약은 합성비타민-A 제제로 대개 밤에 한 번 도포하는 것이 원칙이고 자극이 심하므로 소량으로 또는 희석해서 바르는 것이 요령입니다. 현재 여러 제약회사에서 만든 네 가지 이상의 제제가 시중에 나와 있고 크림이나 겔 형태로 되어있습니다. 이들은 흔히 피부재생연고라고도 알려져 있으며, 태아에 확실히 해롭다고 밝혀지지는 않았지만 그래도 최소한 임신 1달 정도 전까지는 끊는 것이 좋을 것 같습니다. 여러 농도로 나와 있는데, 얼굴에는 0.025% 정도로 농도가 낮은 것을 우선 사용해보는 것이 좋고 등이나 가슴에는 0.05% 정도면 족합니다. 주 효과는 면포생성 억제와 각질제거 등입니다.

이외에 염증성 여드름에 효과적인 벤조일 퍼록사이드(benzoyl perox-ide)나 아젤라익산(azelaic acid)도 사용할 수 있고 국소 스테로이드 제제는 특별한 경우를 제외하고는 여드름에는 사용하지 않는 것이 보통입니다.

# 21 여드름을 집에서 짜면 안 되나요? 여드름이 하나라도 생기면 꼭 피부과에 가야 하나요?

여드름 짜는 것을 취미로 삼는 사람들이 있을 정도로 이 시술은 집에서 많이 행해집니다. 하지만 피부과 의사로서는 가급적 병원에서 안전하고 확실하게 짜시기를 권해드립니다. 특히 염증이나 고름이 많이 동반된 상태에서는 조심하지 않으면 자국이나 흉터가 남기 쉬우므로 반드시 병원으로 나오시기 바랍니다. 이전에는 그냥 압출기로만 눌러 짜거나 주사바늘을 이용하기도 했지만, 지금은 레이저로 먼저 구멍을 뚫고 짜면 깔끔하고 확실하게 제거됩니다.

여드름이 심해서 피부과를 방문하는 환자분 중에는 '스스로 만든'

여드름 자국이나 흉터가 여드름 자체보다 더 심한 경우가 꽤 있습니다. 여드름을 한낱 사춘기의 꽃이나 청춘의 심볼로 여겨서 가볍게 자가 치료하는 경향에 분명한 경고를 주는 일입니다. 여드름 자체는 치료하는 것이 그리 어렵지 않습니다만, 여드름 때문에 생긴 자국이나 흉터는 치료에 시간도 많이 걸리고 비용도 적지 않게 듭니다.

물론 그렇다고 여드름이 한두 개인 상태에서 항상 병원을 방문할 수도 없는 노릇입니다. 이렇게 생각하면 될 것 같습니다. 얼굴에 여드름이 많이 생겼다면 다른 생각할 것 없이 피부과로 직행하시면 됩니다. 문제는 여드름이 한두 개 생겼을 경우입니다. 우선 정말 한두 개밖에 여드름이 없는 경우라면, 그리고 이전에 있던 여드름들이 별 자국 없이 잘 아무는 체질을 가지고 있다면, 먼저 너무 뜨겁지 않은 스팀타월 같은 것으로 각질을 충분히 부풀립니다. 그리고 두 개의 면봉을 준비한 뒤 정확하게 여드름을 중심으로 누르면 되는데 힘을 줄 때 면봉이 미끄러지지 않게 조심해야 합니다. 피부에 수직으로 누르는 것이 좋습니다. 손가락이나 심지어 손톱으로 짜는 경우는 거의 항상 자국이 심하게 남는다고 보시면 됩니다.

그리고 현재 얼굴에 여드름 자국이나 흉터가 많이 남아있는 분이라면 여드름이 비록 몇 개밖에 안 생겼을지라도 아무 말씀 마시고 피부과에 나와서 치료받으시기 바랍니다. 사실 병원에서 짜도 약간의 자국이 며칠 남다가 없어지는데 하물며 집에서 '불결하고' '부정확하고' '불충분하게' 짠다면 분명히 자국과 흉터 때문에 두고두고 마음고생 하실 겁니다. 특히 자기 여드름을 스스로 짜는 것으로도 모자라서 다른 사람들 얼굴에 있는 여드름을 가만히 못 놔두는 분들이 있는데, 의학적으로는 악취미에 속한다 하겠습니다.


# 22 피부과에서 염증 주사라는 것을 맞으면 아프게 부어올랐던 여드름이 금방 가라앉던데 정말 신기했습니다. 이건 어떤 주사인가요?

여드름에 염증이 동반되면 단순한 면포였던 것이 딱딱하고 아프게 부어오릅니다. 한번 생기면 며칠 이상 지속되면서 보통 성가신 게 아닙니다. 오랫동안 안 없어지는 결절로 변하기도 합니다. 이런 염증성 여드름이나 결절에는 피부과에서 이른바 '염증 주사'를 맞으시면 몇 시간 이내에 증상이 가라앉는 것을 느낄 수 있습니다.

염증 주사는 정확하게는 트리암시놀론 병변내 주사(intralesional injection of triamcinolone)입니다. 효과가 탁월하지만 조심하지 않으면 피부가 푹 꺼지는 경우도 있으므로 반드시 숙련된 피부과 전문의에게 시술받으시기 바랍니다. 피부과 전문의는 염증 주사의 농도, 주사 깊이, 주사량 등을 정확하게 판단해서 시술하기 때문입니다.

# 23

여드름 때문에 피부 스케일링을 몇 번 받고 좋아진 적이 있습니다. 여드름 피부에 좋은 가벼운 피부과 치료에는 어떤 것이 있나요?

최근 10년 사이에 여드름 환자에 대한 피부 스케일링 치료는 대단히 일반화된 좋은 치료법으로 자리 잡았습니다. 주 효과는 모공을 막고 있는 각질을 효과적으로 제거함으로써 여드름이나 피지가 모공을 잘 빠져나오게 도와주고 향후 여드름이 재발하는 것을 예방하는 것입니다. 뿐만 아니라 전반적인 각질층을 큰 자극 없이 벗겨냄으로써 칙칙한 피부가 해결되고 화장도 잘 받습니다. 피부 스케일링은 여러 필링 중 여드름이나 칙칙한 피부에 적합하게 개발된 약한 필링으로 대개 1~2주 간격으로 4~6회 시행하는 것이 좋습니다. 요즘은 기본적인 피부 스케일링 시술에다 미백 기능, 홍반 치료 기능, 염증완화 기능 등을 각각 추가한 화이트 스케일링, 홍반 스케일링, 쿨 스케일링 등도 활발하



소나기가 몰려올 듯 한낮부터 날씨가 어둑했던 어느 날, 잔뜩 찌푸린 하늘처럼 이마와 미간에 오만가지 찌푸린 인상을 다 가지신 어떤 50대 후반의 여성 환자분이 진료실에 들어오셨다. 옆에는 멋진 청년이 따라 들어왔는데 결혼식이 두 달 앞으로 다가왔다고 했다.

그런데 어머님의 고민은 단순한 것이 아니었다. 안사돈 될 분이 왕년에 미스코리아 출신이시라고 했다. 많은 사람들 앞에서 '단순비교'가 될 것이 두려워 뭔가를 해야 되겠다고 생각하고 피부과로 발걸음을 옮기신 것이다. 충분히 이해가 되는 상황이었다.

보톡스와 필러, 그리고 다양한 레이저 치료들을 해드렸다. 확실히 처음 오실 때보다 10년 이상은 젊어지게 만들어드렸다. 이젠 좀 뿌듯해하시는^^ 것 같아서 나도 같이 기분이 좋아졌다.

게 시술되고 있습니다.

　여드름이 심하지 않으면서 넓은 모공이 문제라면 조금 더 강한 필링인 크리스탈 필링(crystal peeling), 다이아몬드 필링(diamond peeling), 호박필(pumpkin peel), 클레이필(clay peel), 아미노 필링(amino peeling) 등이 좋습니다.

## 24 레이저로 여드름을 치료한다는 말을 친구에게 들었습니다. 정말 효과적인가요?

　최근에 여드름을 레이저로 치료한다는 광고 문구를 어렵지 않게 볼 수 있습니다. 여드름을 호전시킬 수 있는 레이저는 여러 종류가 있습니다. 우선, 특수한 파장대를 이용해서 여드름 균을 선택적으로 죽이는 레이저가 있습니다. 여드름 균인 *Propionibacterium acnes*는 자신의 몸속에 많은 양의 포르피린(porphyrin)이라는 물질을 만드는데, 포르피린은 광감작 물질이어서 푸른색 파장(400~430nm)의 레이저를 쏘이면 독성 물질로 변하면서 세균이 죽게 되는 원리입니다. 효과를 극대화시키기 위해 광감작 물질인 ALA(aminolevulinic acid)를 도포한 후 시술하기도 합니다. 광역동 효과는 좀 떨어지지만 좀 더 피부 깊게까지 투과해 들어가는 붉은색 파장(635nm 근처)의 레이저도 사용될 수 있습니다.

여드름을 치료하는 또 하나의 중요한 레이저는 폴라리스 등으로 대표되는 RF(radiofrequency) 장비들입니다. 이들은 본래 잔주름이나 모공을 치료하고 피부를 팽팽하게 만드는 리프팅 장비인데, 진피 내에서 고열을 발생시킬 때 피지공장인 피지선이 파괴되어 결과적으로 여드름이 완화되고 추후 여드름의 재발율도 많이 감소하게 됩니다. 특히 합성비타민-A 제제의 복용을 부담스러워하시는 분들은 약을 먹지 않고도 피지가 줄어들기 때문에 폴라리스 치료가 큰 도움이 되실 수 있습니다.

최근 유행하는 IPL(intense pulsed light) 시술도 여드름 때문에 생긴 붉은 자국이나 색소침착을 치료할 뿐만 아니라 역시 피지선의 위축을 가져올 수 있어서 여드름 환자에 유용한 레이저로 알려져 있습니다. 더구나 IPL은 ALA와 함께 광역동 치료에 사용될 수도 있다는 점이 장점입니다.

## 25 여드름 때문에 약을 먹는 것에 부담을 느끼고 있습니다. 꼭 먹어야 하나요?

전쟁이 나면 육해공군이 다 달려가도 이길까 말까입니다. 그런데 육군은 빼고 나머지만 싸우러 가면 그 전쟁은 질질 끌게 되고 일찍 끝내기 어렵게 됩니다. 여드름도 마찬가지라고 생각합니다. 먹고 바르는 약을 적절히 잘 조합하고 적당한 피부과 치료를 함께 받으면 여드름이 상당히 빨리 좋아지는 것은 당연한 이치입니다. 하지만 환자가 '저는 먹는 약은 안 먹을래요', '저는 스케일링만 받을래요' 하는 식으로 주문하는 경우를 가끔 보는데, 경험상 그 분들의 여드름은 확실히 오래 갑니다.

물론 여드름이 경미하면 바르는 약만 쓸 수도 있고, 면포가 몇 개 올라온 정도라면 가볍게 짜는 것만으로 충분할 때가 있습니다. 하지만 얼굴에 피지가 많고 염증도 많이 동반된 환자라면 특별한 이유가 없는 한 먹는 약을 드시는 것이 훨씬 좋습니다. 부작용이 걱정되신다고요? 부작용은 환자보다 피부과 의사가 더 민감합니다. 의사를 신뢰하셔야 합니다.

로아큐탄과 같은 합성비타민-A 제제라면 피부가 약간 건조해질 수도 있다는 것을 미리 예상하고 복용을 시작하시면 됩니다. 복용을 시작할 때부터 적절한 보습제나 립글로스 같은 것을 바르기 시작하는 것이 좋습니다. 곧 임신 예정이신 분이라면 제약사 권고대로 임신 1개월 이전에 끊으시면 됩니다. 물론 많은 피부과에서는 아슬아슬한 상황을 피하기 위해서 3~6개월 전에 미리 끊어드리는 경우도 많습니다. 항생제 계통이라면 일부 환자에서 소화장애 정도가 예상됩니다만 대개 소화제, 제산제, 정장제 등을 같이 처방해드리므로 별로 걱정 안하셔도 됩니다.

# 26

6년간 의대에서 공부하고 5년간 인턴-레지던트 과정을 거치고 엄격한 시험을 거쳐 피부과 전문의 자격을 취득한 의사라면 기본적으로 여드름 치료방법에 차이가 있을 수 없습니다. 즉, 약을 먹고, 바르고, 여드름을 짜고, 스케일링이나 다양한 종류의 필링을 통해 모공을 뚫어주는 등의 치료방식은 대개 큰 차이가 없습니다. 다만, 먹고 바르는 약에 여러 종류가 있어서 각 선생님들마다 선호해서 처방하는 약에 차이가 있는 것이고 또 같은 약이라도 상품명이 다른 경우도 있고 스케일링이나 필링 등의 최신 치료기법의 적용에 소극적인 분들도 있는 것입니다.

그리고 각종 레이저들은 해당 기종이 있는 피부과에서 그 레이저를 권하기 때문에 병원마다 치료방법이 다르다고 느낄 수도 있습니다. 하지만 각 레이저의 상품명이 다를 뿐 기본적으로는 비슷한 레이저들이므로 걱정하지 않으셔도 됩니다. 물론 '이 레이저로 치료하면 100% 완치된다' 든지 '이 레이저로 치료받지 않으면 치료가 안 된다' 는 식으로 말하는 병원이 있으면 과대광고에 해당할 가능성이 많으니 주의를 요합니다.

# 27

여드름을 '치료' 하기 위해서 화장품을 사용한다는 것은 무리가 따르는 일입니다. 소위 여드름 화장품으로 나온 제품들은 '약' 이 아니라 '화장품' 입니다. 따라서 그 속에 들어있는 여러 항균 물질이나 항피지 성분들은 약보다 훨씬 농도가 적고 약하기 때문에 치료용으로 사용하기에는 일반적으로 부적합합니다. 하지만 화장품의 광고 문구는 약의 경우보다 훨씬 규제가 적어 소비자들을 호도할 가능성이 있습니다. 게다가 일반적으로 여드름용 화장품들은 약에 비해 가격도 비싼 편입니다. 피부과 전문의와 제대로 상담을 거친 다음이 아니라면 무작정 비싼 화장품들을 잔뜩 사놓고 왜 계속 여드름이 심해질까 고민하시는 일이 없도록 하시기 바랍니다. 단, 특정 성분의 경우 애초에 약이 아닌 화장품 성분으로 개발되고 제품화된 것들도 있어서 피부과 전문의의 판단 하에 유용하게 사용되기도 하므로 기억하시기 바랍니다.

그리고 여성의 경우 아무래도 화장을 안 하고 다닐 수는 없기에 여드름 피부용으로 개발된 기초화장품이나 색조화장품 같은 것을 사용하시는 것이 좋겠습니다. 그리고 자외선 차단크림의 경우엔 여드름용 또는 지성 피부용으로 나온 제품을 쓰시기를 좀 더 강하게 권해드립니다. 다소 저렴하고 구하기도 쉬운 일반적인 자외선 차단크림은 너무 번들거리거나 유분이 높은 경우가 많아 여드름 환자에게 좋지 않습니다. 매트한 제품들이 최근 여럿 출시되었으니 참고하시기 바랍니다.

만약 지금 쓰는 화장품이 여드름 환자에게 적합한지 아닌지 잘 모르 겠다면 그 라벨에 다음과 같은 문구가 들어있는지 확인하는 것이 도움 이 될 겁니다. 여기에는 'non-comedogenic', 'low-comedogenic', 'non-acnegenic', 'for oily skin', 'for acne skin', 'oil-free' 등이 있습니다. 그리고 소위 '민감성 피부용(for sensitive skin)' 이라는 단어는 여드름 환자에게는 별로 의미가 없는 용어입니다.

## 28 피부 관리실에서도 여드름을 짜주던데 그냥 거기서 치료 받아도 되는 건지요?

결론부터 말씀드리자면 피부 관리실에서 각종 의학적인 수준 의 '치료'를 하는 것은 현재 불법입니다. 피부 관리실은 여드름이 다 치 료된 뒤 좋은 상태를 '유지'하거나 다시 재발하는 것을 '예방'하기 위 해서 가시고, 현재 여드름이 문제가 되는 상태라면 '치료'를 위해 피 부과병원에 나오셔야 합니다. 여드름도 분명히 '질환' 이기 때문입니다.

일부 피부 관리실에서 치료가 필요한 상태의 환자를 병원으로 보내 지 않고 오랫동안 시간을 끌다가 문제가 심각해진 뒤 피부과에 오는 경 우가 왕왕 있어 걱정입니다. 그런 관리실에서는 '어차피 피부과에 가도 별거 없고 더 심해질 수도 있으니 여기서 치료하라' 는 말을 하는 경우가 많은 것 같은데, 그건 절대로 그렇지 않습니다. 물론 피부과에서 치료해도 시간이 걸리고 그리고 피부 상태에 따라서는 처음에는 더 안 좋아지는 것처럼 느낄 수도 있습니다. 그렇지만 병원에서 제대로 된 의학적인 치료를 꾸준히 하는 한 결국 치료가 될 것이고, 그게 바로 들어가기 힘든 의대에 들어간 뒤 11년 이상 엄청난 경쟁 속에서 오직 의학과 피부과학만 공부하고 두 번의 국가고시에 합격해야만 될 수 있는 피부과 전문의가 하는 일입니다.

분명한 사실은 피부 관리실과 피부과병원이 서로 대립하는 관계가 아니라는 것입니다. 서로 부족한 부분을 보완해주는 관계라고 생각하시면 될 겁니다. 다시 한 번 말씀드리지만, 피부과는 '치료' 를, 관리실은 '유지와 예방' 을 해드리는 곳입니다. 물론 자신의 피부 건강을 위해서 두 곳을 다니는 것이 쉬운 일만은 아닙니다. 그래서 최근에는 피부과 내에서 메디칼 스킨케어라는 높은 수준의 피부 관리를 함께 받으시게 해드리는 곳이 늘고 있습니다.

## 29

저희 집 애가 하루에도 열두 번씩은 여드름을 짜느라 시간을 보냅니다. 점점 흉터가 심해지는 것 같은데, 그냥 놔두어야 하나요?

집에서 스스로 여드름을 짜는 습관을 가지신 분들은 본인이 자꾸 여드름을 짜는 행위가 여드름을 '치료'한다고 생각을 하는 것 같은데 대개의 경우 정 반대입니다. 자국만 더 심해지고 흉터도 생기고 그리고 어차피 완전히 잘 짜지지도 않기 때문에 여드름도 계속 올라옵니다. 의식적이건 무의식적이건 손가락이 얼굴에 머무는 시간이 많은 분들은 아무래도 여드름 치료에 시간이 많이 걸리게 됩니다. 세수하다 보면 저절로 여드름이 터진다고 하지만, 정말 '저절로' 터지는 경우는 드뭅니다. 여드름 부위에 스스로 무리한 압력을 가하는 행동은 별로 좋지 않습니다.

여드름 환자가 여드름을 치료하기 위해 집에서 할 수 있는 가장 좋은 일은 짜지 않고 '그냥 두는 것'입니다. 그리고 동시에 피부과 치료를 받으시는 것이 중요합니다.

# 30

저는 집에 만능 피부연고가 있습니다. 약국에서 구입했는데 모든 피부병에 다 듣는다고 하네요. 가려울 때나 여드름이 생겼을 때 바르면 효과를 보는 것 같기도 해서 자주 사용합니다. 그래도 되나요?

'점점 미궁에 빠진다'고 표현하는 것이 적절한 상황인 것 같습니다. 우리나라와 같이 스테로이드연고를 약국에서 의사의 처방전 없이 자유롭게 구입할 수 있는 나라에서 흔히 생기기 쉬운 상황입니다. 대개 약국에서 소위 '만능 피부연고', '광범위피부질환연고' 등으로 구입하는 약들은 스테로이드와 항생제, 항진균제 등을 적절히 조합한 연고들입니다. 그 가운데 스테로이드 성분은 오랫동안 피부에 도포했을 때 (어떤 분들은 단 며칠만 발라도) 피부가 얇아지고 혈관이 늘어나 얼굴이 붉어지며 심하면 튼살처럼 피부가 갈라집니다. 멍도 쉽게 들고 처음에는 정말 피부병이 잘 낫는 것처럼 보이다가 결국에는 심하게 악화되어 병원에서 제대로 된 치료를 해도 치료가 잘 되지 않는 상황까지 갑니다. 절대로 아무 연고나 얼굴에 바르시면 안 됩니다.

사실 스테로이드 자체는 나쁜 약이 아닙니다. 오히려 오늘날 피부과 의사들이 가장 선호하는 약제의 하나이며 개인적으로도 인류가 지금까지 개발한 약물 중 가장 뛰어난 약제로 생각하고 있습니다. 여드름 치료에도 간혹 효과적으로 사용됩니다. 단, 전문가가 적절한 용량을 적정 기간 동안만 사용한다는 조건이 붙습니다.

너무 강한 스테로이드연고제를 얼굴에 오랫동안 바르는 것은 마치 안방의 촛불을 끄려고 소방차가 출동한 상황과 비슷합니다. 소방차에서 한 번 물을 뿜어내면 촛불은 순식간에 꺼집니다. 그런데 그게 끝이 아닙니다. 집안은 난리가 납니다. 나중에는 가구들이 물에 떠내려갈 수도 있습니다. 너무 강한 연고제를 오랫동안 바르면 피부 문제는 금방 해결되는 것 같은데 그 대신 주위에 있는 정상 피부들이 다 큰 병에 걸리게 됩니다.

# 31

우리 애가 고2인데 여드름이 아주 심합니다. 시간도 없는 애가 자꾸 피부과에 간다고 하는데, 그냥 놔둬도 저절로 치료되는 게 여드름 아닌가요? 저희 때는 여드름 때문에 병원에 간다는 것은 꿈도 못 꿨는데요.

여드름을 초기부터 피부과병원에서 치료해야 한다는 것은 이제는 거의 상식이 되었습니다. 물론, 부모님 세대에 여드름으로 병원에 가서 치료하는 경우는 그리 흔하지 않았던 것이 사실입니다. 그리고 저절로 좋아져서 자제분들에게 '지금 내 피부를 봐라. 여드름이 없지 않느냐' 하시면서 훈계하시는 분들도 많습니다.

하지만 그분들의 피부를 자세히 들여다보면 여드름은 없어도 여드름 흉터와 모공이 많은 것을 볼 수 있습니다. 즉, 산불은 비가 와서 저절로 꺼질 수도 있지만 화마(火魔)가 지나가고 난 자리는 결코 아름답지 못한 것입니다. 복구에 많은 시간이 걸리고 경비가 듭니다.

여드름 치료에 대한 이러한 견해를 세대차이로만 돌리지 마시기 바랍니다. 사실, 여드름이 한창 생기기 시작하는 사춘기에는 경제적으로 사회적으로 부모님에게 의존할 수밖에 없습니다. 공부에 의한 스트레스 때문에 여드름이 더 생기는데다 겨우(?) 여드름 때문에 귀한 시간을 내서 병원에 간다고 하기도 어렵습니다. 그런 학생들은 졸업 후에 여드름 때문에 고생하는 경우가 많습니다.

요즘은 부모님이 미리 알아서 자녀를 피부과에 데리고 오는 경우도 많이 봅니다. 자제분께서 도저히 시간이 안 나신다면, 한두 번만 본인이 오고 그 후엔 부모님이 대신 오셔서 증상을 정확하게 말씀하신 후 약을 타가시면 됩니다. 부모님이 부지런하면 자녀의 얼굴도 그만한 보상을 받는다고 생각합니다.

# 32

항생제를 투여하며 여드름을 잘 조절 받던 환자입니다. 그런데 언제부터인가 여드름이 그 약에 잘 듣지 않고 더 심해지는 느낌입니다. 내성이 생긴 건가요?

말씀하신대로라면 내성이 생겼다기보다는 아마도 그람 음성균에 의한 모낭염(Gram negative folliculitis)으로 발전한 것 같습니다. 여드름의 원인균인 *P. acnes*는 본래 그람 양성균인데 그것을 치료하기 위해 많은 항생제를 투여한 결과 목표는 달성했지만, 상대적으로 그람 음성균들이 득세해 여드름과 유사한 모낭염 증세를 일으킨 것을 말합니다. 남자, 그리고 피지 분비가 과다한 환자에서 호발합니다. 대개 표재성 농포들이 입, 턱, 팔자주름 등의 주위에 갑자기 많이 나타나고 뺨에도 생기며 주위로 번져갑니다. 면포는 없으며 가려움증이 동반되는 경우가 많고 깊은 결절이 생기기도 합니다.

이때는 당연히 다른 항생제로 바꾸어 투여하면 됩니다. 합성비타민-A 제제를 쓰는 것도 효과적입니다. 원인균은 대개 *Enterobacter*, *Klebsiella*, *Pseudomonas*, *Proteus*, 대장균 등입니다. 여드름용 항생제 자체의 내성은 일반적으로 별로 문제가 될 정도는 아니라고 보고 있습니다.

## 33 여드름이 안 생기려면 피해야 하는 음식이나 습관이 있는지요?

음식을 특별히 조심할 것은 없습니다. 돼지고기, 닭고기, 그리고 기름기 많은 음식을 피하라는 사람도 있지만 아직 과학적인 근거는 없습니다. 돼지기름을 먹었다고 그 기름이 내 얼굴의 피지로 변하는 것은 아닙니다. 하지만 어떤 음식만 먹으면 분명히 여드름이 나빠진다고 느낀다면 당연히 그 음식은 피하는 것이 좋겠습니다. 음식과 여드름의 관계에 대해서는 아직 명확하게 밝혀지지 않은 부분이 많기 때문입니다.

먹는 것으로서 여드름을 악화시키는 것이 확실한 것은 '술'입니다. 술은 불난 집에 석유를 붓는 행동과 다를 바 없습니다. 이는 알코올 성분이 피지 분비를 촉진하며, 또한 얼굴의 혈관들을 확장시켜 염증 세포들을 많이 돌아다니게 하기 때문입니다. 얼굴에 피지가 많거나 염증이 많이 동반되신 분들은 술을 피하시는 것이 좋습니다. 아울러 당연히 사우나나 뜨거운 목욕은 즐기지 않으시는 것이 좋습니다. 술과 마찬가지로 피지의 분비를 늘리고 혈관을 확장시키기 때문입니다. 불난 집에 선풍기를 틀어놓는 것과 같다고 하겠습니다.

스트레스가 많거나 삶이 불규칙하고 과로하는 상태라면 당연히 여드름을 비롯해 각종 스트레스성 피부질환이 나타나게 됩니다. 여드름이 심해지면 일단 잠자는 시간을 늘리는 것도 좋습니다. 수영이나 헬스 같이 갑자기 시작한 운동이 스트레스로 작용하는 경우도 꽤 있습니다. 자가용을 처음 구입하고 얼마 동안은 신경 쓰이는 일이 대단히 많은데, 이런 기분 좋은 스트레스 때문에도 여드름이 확 심해질 수 있습니다.

화장을 할 때는 가급적 oil-free 제품을 쓰는 것이 좋고, 여드름 피부 전용화장품이라면 더욱 좋겠습니다. 클렌징은 딥클렌징이 되도록 신경 쓰고 이중세안을 하며 화장품이 얼굴에 가급적 적은 시간만 발라져있도록 하는 것이 좋습니다. 아무리 좋은 화장품이라도 24시간 계속 피부 위에 남아있게 하는 것은 좋지 않습니다. 그리고 사람에 따라 이마나 볼의 여드름을 가리기 위해 머리를 내리고 다니는 경우가 있는데, 머리에 묻은 세제나 헤어스타일링 성분이 반복적으로 여드름 부위에 닿으면 염증을 악화시킬 수 있으니 주의를 요합니다.

마지막으로, 여드름이 자주 나시는 분들은 꼭 '단골' 피부과를 정하시기 바랍니다. 문제가 생길 때 아무 생각 없이 그냥 달려갈 수 있는 그런 피부과를 정해놓으시면 대단히 편리합니다.

# 34 여드름 자국과 흉터는 어떻게 다른가요? 자국은 저절로 없어진다던데.

여드름이 아물면서 붉은 자국을 남기는 경우가 꽤 많습니다. 염증이 심했거나 자주 재발하는 경우에 특히 그렇습니다. 대개 시간이 흐르면 저절로 색깔이 흐려져서 대개 1~2개월만 지나도 훨씬 보기에 좋습니다. 하지만 자외선에 많이 노출된 환자들은 붉은 색이 정상 색깔로 돌아가기 전에 거무스름한 색으로 변하게 됩니다. 멜라닌 색소가 진피에 쌓이기 때문으로 이러한 색소침착도 시간이 흐르면 정상화될 수 있기는 하지만 자외선 노출을 피하고 미백연고를 바르고 여드름이 다시 재발하지 않도록 주의할 필요가 있겠습니다.

그리고 자외선 노출이 별로 없었다 하더라도 여드름에 손을 많이 대면 혈관이 터지면서 적혈구들이 피부에 쌓이고 이러한 붉은 자국이 아물면서 혈철소(hemosiderin)가 진피에 쌓여 일시적으로 색소침착 현상을 보이게 됩니다. 이런 경우 역시 시간이 흐르면 좋아질 수 있습니다.

이러한 불긋불긋하거나 거뭇거뭇한 여드름 자국들은 색변화가 주로 있을 뿐이며 피부가 파이거나 솟는 '흉터'와는 구분됩니다. 물론 흉터가 여드름 자국과 동반되는 경우 즉, 붉거나 거무스름하게 파여 있는 경우도 심심찮게 보기는 합니다. 하지만 단순한 여드름 자국의 경우는 자외선 차단을 잘 하면서 기다리거나 IPL 등의 가벼운 레이저 치료를 몇 차례 하는 것으로 충분하지만, 여드름 흉터는 훨씬 강한 치료들을 받아야 한다는 점에서 차이가 있습니다.

# 35 왜 똑같이 여드름이 생겨도 저는 꼭 흉터가 생기고 친구들은 안 생기나요?

여드름이 면포 상태에서 치료되면 대개 별 흔적이 남지 않습니다. 하지만 염증이나 농포가 있는 상태에서 손톱이나 불결한 기구로 자가 치료를 하면 거의 대개 자국이나 흉터가 남습니다. 자가 치료는 염증만 더 키우는 경우가 많아 피부의 손상이 커지고 손톱으로 피부를 잡아 뜯는 경우엔 당연히 깊게 파이게 됩니다. 남들보다 자국이나 흉터가 잘 생기시는 분들은 얼굴에 손대는 습관이 있는 경우가 많습니다. 당연히 피하셔야 합니다.

또 한 가지 중요한 점은 원래 체질적으로 남들보다 상처 회복능력이 떨어지는 분들이 분명히 있다는 겁니다. 이런 분들은 병원에서 조심스럽게 치료하지 않으면 흉터가 쉽게 생깁니다. 그리고 흉터치료를 시작해도 남들보다 흉터가 회복되는 속도가 많이 느립니다. 다른 분들이 두세 번 박피할 것을 다섯 번 이상 하기도 합니다. 어쩔 수 없는 부분입니다.

그런데 담배를 피우는 분들 중에 여드름 흉터가 심하신 분들이 많은 것을 봅니다. 흡연은 세포에 대한 산소공급을 방해해서 상처의 회복을 막는다는 사실이 잘 알려져 있습니다. 간접흡연도 매우 해롭습니다. 여드름 흉터가 잘 생기는 분들은 흡연을 피하시고 흡연하시는 분들 옆에는 가까이 가지 않는 것이 좋다고 생각합니다.

**36** 여드름을 앓고 지나간 부위가 깊게 파여 있어 신경이 많이 쓰입니다. 흉터에 대한 좋은 해결책이 있을까요? 특히 최신 치료법은 어떤 것이 있나요?

푹 파인 형태의 여드름 흉터(atrophic scar)의 치료방법은 우선 오래 걸리고 생활의 불편함이 있지만 효과가 영구적인 치료법이 있고, 금방 좋아지고 생활의 불편함이 거의 없지만 효과는 일시적인 치료법이 있습니다. 전자는 크로스와 레이저 박피가 대표적이고, 후자는 필러(filler) 주사요법이 잘 알려져 있습니다. 그런데 최근 들어 효과는 전자에 필적하면서 생활의 불편함이 거의 없는 프랙셔날 레이저 시술법이 소개되어 큰 호응을 얻고 있습니다. 각각에 대해 자세히 설명해 드리겠습니다.

① 크로스(CROSS, Chemical Reconstruction Of Skin Scars) : 일부 병원에서는 도트 필링이라고도 부르는데, 화학 박피(chemical peeling)의 일종입니다. 현재 이 치료법은 전 세계적으로 우리나라에서 가장 활발하게 이루어지고 있습니다. 치료 원리는 흉터 속으로 특수한 장비를 이용해 TCA(trichloroacetic acid)를 주입하면 염증이 유발되면서 콜라겐 합성이

촉진되어 결과적으로 흉터가 밑에서부터 차올라오는 것입니다. 레이저 박피에 비해 깊고 좁은 흉터에 탁월한 효과를 발휘합니다. 대개 6주 정도의 간격으로 3~5회 이상 치료 받으면 충분한 효과를 볼 수 있으며, 치료 후 7~10일 정도 딱지가 생기고 그 후 몇 주 동안 붉은기가 남아있습니다. 시술 즉시 세안이 가능하고 컨실러와 자외선 차단크림 등을 잘 바르면 출근하는 것도 가능합니다.

② 레이저 박피(laser resurfacing) : 이전에 기계 박피(mechanical dermabrasion)라는 시술이 많이 쓰였는데, 효과는 좋았지만 출혈이 너무 심하고 회복에 시간이 무척 많이 걸리는 것이 단점이었습니다. 그 장점은 이어받고 단점은 많이 보완한 것이 바로 레이저 박피입니다. 즉, 레이저로 흉터의 경계부를 깎아 부드럽게 만들면서 함몰 부위의 콜라겐 합성도 촉진시켜 피부를 차올라오게 하는 효과도 있어서 전체적으로 흉터 부위가 상당히 부드러워집니다. 울퉁불퉁한 흉터 부위를 대패질한다고 보시면 되겠습니다.

여기에 사용되는 레이저는 어비움야그(Er:YAG)나 울트라펄스 탄산가스(ultrapulse CO₂) 레이저 같은 것이 있고 시술 후 10일 쯤 지나면 딱지가 떨어집니다. 그 기간 동안에는 가능하면 특수한 붕대를 얼굴에 붙이고 있는 것이 좋습니다. 따라서 10일간은 일상생활을 하기 어렵다고 보시면 됩니다. 6주 이상의 간격으로 2~4회 정도 시술받습니다.

③ 필러 주사(filler injection) : 필러는 주사기를 이용해서 인공 피부를

피부 속으로 집어넣는 방법입니다. 주사는 숙련된 시술자의 경우 한 흉터에 10~20초 정도 걸립니다. 대개 1주 정도 후에 한 번 더 보충을 해주는 것이 좋으며 완벽하지는 않지만 특히 넓게 꺼진 흉터일수록 좋은 결과를 보입니다. 한 번의 시술로 박피를 2~3회 한 듯한 효과를 볼 수 있습니다. 생각보다 시술에 숙련도가 많이 요구됩니다. 효과는 대개 6~12개월 정도 유지되며, 결혼이나 면접을 앞두고 급하게 치료받아야 하는 환자들에게 특히 권할 만합니다.

④ 프랙셔날 레이저(fractional laser) : 프랙셔날 레이저는 쉽게 말해서 피부에 수천 개의 미세한 구멍을 잔뜩 뚫어 거기에 새 살이 차오르면서 흉터를 채우게 하는 겁니다. 여드름 흉터의 경우 3~5일 정도 얼굴이 붉어지는 정도의 불편함은 있지만 검은 딱지가 생기지 않는데다 치료 효과가 기존의 박피 치료에 비해 떨어지지 않아 많은 인기를 얻고 있습니다. 최근에 많은 레이저 회사들이 경쟁적으로 제품을 개발하고 있는 분야가 바로 이 프랙셔날 레이저 계열입니다. 셀라스나 프락셀 등이 대표적입니다.

## 37 저는 여드름 흉터가 주로 턱 쪽에 딱딱하게 튀어나와 있습니다. 이런 흉터는 어떻게 치료하나요?

아마도 켈로이드성 여드름 흉터가 남은 것 같습니다. 여드름 흉터가 깊게 파인 형태면 박피나 레이저로 치료하면 되며, 위로 튀어나온 켈로이드 형태면 스테로이드 병변내 주사요법이나 냉동치료 등으로 치료하면 됩니다. 박피에 비하면 시간적으로 경제적으로 훨씬 부담이 적습니다. 대개 1~2주 간격으로 3~5회 이상 시행하는 것이 보통입니다. 시술 직후에 일상생활 하는 데 지장이 없습니다.

경험상, 박피용 레이저나 혈관 레이저를 이용한 치료는 큰 도움이 안 되는 것 같습니다. 다만 스테로이드 병변내 주사를 수차례 시행한 후 켈로이드는 다 가라앉았는데 붉은 혈관들만 두드러지는 경우에는 혈관 레이저가 도움이 될 수 있습니다.

그리고 실리콘과 같은 특수한 성분이 함유된 패치 또는 연고 형태의 제제를 꾸준히 몇 달 사용하시면 켈로이드가 어느 정도 녹으면서 부드러워질 수 있습니다. 이 패치와 연고는 의사처방전이 필요 없어 쉽게 구하실 수 있습니다. 하지만 처음에는 피부과 전문의와 먼저 상담을 해 보신 후 사용하기 시작하시는 것이 좋습니다.

## 38 모공은 왜 넓어지는 건가요? 학생 때는 정말 모공이 전혀 없었거든요.

모공(毛孔)은 말 그대로 털구멍입니다. 우리 몸에는 약 500만

개의 모발이 있다고 알려져 있으니 털구멍의 개수도 그와 같을 겁니다. 머리에는 대략 10만 개 정도의 모발이 존재하는데 얼굴에 몇 개의 모공이 존재하는지는 잘 알려져 있지 않습니다.

이 모공은 털 뿐만 아니라 피지의 통과경로가 되기도 합니다. 특히 얼굴에는 털은 없고 피지 통과만 주로 이루어지는 빈 모공들이 많아 '지공(脂孔)'으로 부르는 것이 더 좋을지도 모릅니다. 그런데 이 모공을 통과하는 피지가 어떤 이유에서건 나가는 출구가 막힌다면 당연히 모공 속에 쌓이게 됩니다. 피지가 각질, 그리고 여드름 세균들과 섞이면서 딱딱하게 굳어지면 면포(comedo)로 되기도 하지만, 그냥 모공만 넓히는 경우도 많습니다.

흔히 T-존으로 알려진 미간에서 코로 내려오는 부위의 피부는 대부분의 사람에서 피지 분비가 활발한데 비해 볼의 피부는 한때는 활발하지만 나중에는 피지가 별로 분비되지 않는 경우가 많습니다. 전자를 활화산, 후자를 사화산으로 비유하기도 합니다. 치료는 당연히 사화산 쪽이 쉽습니다.

사춘기 이전에는 모공이 잘 발달하지 않은 상태이므로 누구든지 얼굴에서 큰 모공을 보기 어렵습니다. 그러나 아직 모공이 성숙하지 않은 상태에서 사춘기에 안드로겐(남성호르몬) 분비가 급증하고 피지선(피지 공장)에서 피지가 많이 만들어지면 결과적으로 여드름이 생기거나 모공이 갑자기 넓어지는 경우가 많습니다. 따라서 사춘기 때의 여드름을 병원에서 치료하는 것이 좋은 이유는 단지 여드름 자국이나 흉터를 예방하기 위한 목적뿐만 아니라 모공의 확장을 최소화시키기 위함입니다.

나이가 들어서 모공이 많이 넓어진 것을 어느 날 갑자기 실감하는 것은 전혀 기분 좋은 일이 아닐 겁니다. 모공을 막는 화장품을 너무 많이 사용하고 있다든지, 화장을 안 지우고 잔다든지, 최근 갑자기 스트레스가 많아졌거나 날씨가 더워져 피지 분비가 많아졌다든지, 혹 바깥활동이 많아져 자외선에 의해 피부가 두꺼워지고 모공이 커지고 있을 수 있습니다. 이유를 잘 모르겠거든 피부과병원을 방문하셔서 좀 더 자세한 상담을 받아보시기 바랍니다.

## 39

인터넷을 검색하거나 책을 읽어보면 모공 치료방법이 너무 많고 복잡해서 혼란스럽습니다. 정리해주실 수 있을까요?

모공을 좁아지게 해준다는 문구는 요즘 대부분의 피부과나 일부 성형외과, 그리고 많은 피부 관리실이나 심지어 화장품 광고에서도 아주 흔하게 등장하고 있습니다. 하지만 모공 치료는 길고 지루한 전쟁 같은 겁니다. 모공이 넓어지는 데는 그리 많은 시간이 걸리지 않았을 수도 있으나, 넓어진 모공이 좁아지는 데는 시간과 경비가 많이 들 수밖에 없습니다. 화재는 순식간에 발생하더라도 건물을 복구하는 데는 시간이 많이 걸리는 것을 생각해보면 제 말씀을 이해하실 수 있을 겁니다.

　모공 치료에 대해 간단하게 정리해드리겠습니다. 상당 부분이 여드름 치료와 겹치는데, 이는 두 질환의 발생 원인이 비슷하기 때문입니다. 다만 여드름에 비해서는 먹고 바르는 약의 비중이 작다고 볼 수 있습니다.

　① 먹는 약 : 피지 분비를 줄이기 위해 합성비타민-A 제제인 이소트레티노인(isotretinoin) 경구약을 저용량으로 꾸준히 복용하는 것이 효과적입니다. 다만 가임기 여성과 간질환이 있으신 분들은 주의를 요합니다.

　② 바르는 약 : 여드름과 마찬가지로 합성비타민-A 제제를 꾸준히 바르는 것이 좋고, 각질제거제가 포함된 물약이나 연고류를 사용하는 것도 도움이 됩니다. 피지를 녹여내는 비누 종류도 모공이 넓어지는 것을 어느 정도 막아줄 수 있습니다.

　③ 필링 : 모공 치료에 사용되는 필링에는 여러 가지가 있습니다. 크리스탈 필링(crystal peeling)과 다이아몬드 필링(diamond peeling)이 대표적인데, 치료시간은 1시간 내외가 소요되며 대개 1~2주 간격으로 5~10회 정도는 하는 것이 좋습니다. 그 외에 피부과에서 시행되는 대부분의 필링이 모공 치료효과가 있습니다. 장점은 피부 관리를 겸해서 받을 수 있고 일상생활에 지장이 없다는 것이며, 단점은 효과가 대단히 강한 것이 아니어서 꾸준히 받아야 한다는 것입니다.

④ 크로스(CROSS, Chemical Reconstruction Of Skin Scars) : 도트 필링이라고 부르는 방법과 거의 유사한 치료법으로 일종의 화학 박피 방법입니다. 원리는 모공 속으로 특수한 장비를 이용해 TCA(trichloroacetic acid)를 주입하면 염증이 유발되고 콜라겐 합성이 촉진되어 모공이 좁아지면서 깊이가 얕아지는 효과를 보는 것입니다. 볼의 모공은 대개 1~2회만으로도 어느 정도 효과를 느끼지만 코의 모공은 여러 차례의 치료가 있어야 효과가 뚜렷해집니다. 볼은 4~6주 간격으로 3~5회, 코는 5~10회 정도의 치료를 권장하고 있습니다. 시술 후 약 1주일 정도 작은 딱지가 붙어있게 되는데 여성분들의 경우 메이크업베이스와 파우더 등으로 충분히 커버될 정도입니다.

④ 레이저 : 폴라리스 등의 고주파 계열과 IPL 레이저가 활발하게 이용되고 있습니다. 각각 피부 리프팅과 피부 미백의 효과를 같이 얻을 수 있으면서 일상생활에 지장이 없어 호응이 좋습니다. 여기에 셀라스 등 최근 소개된 프랙셔날 레이저들은 모공과 여드름 흉터에 더 초점을 맞춘 장비로서 이틀 정도 얼굴에 붉은기가 있기는 하지만 효과가 강력합니다. 프랙셔날 레이저는 현재로서는 모공을 치료하는 가장 진보된 치료법으로 알려져 있습니다.

⑤ 기타 : 그 외에 MTS 등의 롤러 시술과 마이크로보톡스나 더모톡신으로도 알려져 있는 미스밥(MISBIB) 등도 환자의 피부상태에 따라 적절히 활용되어 많은 효과를 볼 수 있습니다.

# 40



코에만 유독 피지가 잔뜩 끼신 분들을 봅니다. 세련되지 못한 인상을 주기 때문에 없애려고 노력들은 하시는데 썩 효과적이지는 않습니다.

코 피지는 모공 치료의 일반적인 내용과 크게 다를 것은 없습니다만, 다른 부위에는 모공이 별로 없고 코 피지만 문제가 되는 경우라면 코에만 다이아몬드 필링이나 레이저를 시행하는 것이 상당히 효과적입니다. 그리고 특수한 기구를 사용하여 피부과에서 적절하게 피지를 짜내는 것도 좋습니다. 각질을 잘 녹이는 특수한 세안제도 사용해볼 만합니다.

코는 상당히 나이가 들 때까지 계속 끊임없이 피지가 '분출' 되는 곳이므로 활화산에 비유할 수 있습니다. 따라서 얼굴 다른 부위에 비해 치료횟수가 많이 요구됩니다. 하지만 흔히 하듯이 수시로 손가락으로 코의 피지를 짜내는 행동은 좋지 않습니다. 모공이 넓어지거나 흉터가 생기는 결과를 가져올 수 있으며 코 옆의 혈관들이 잔뜩 늘어날 수도 있습니다.

# 2 박피와 필링

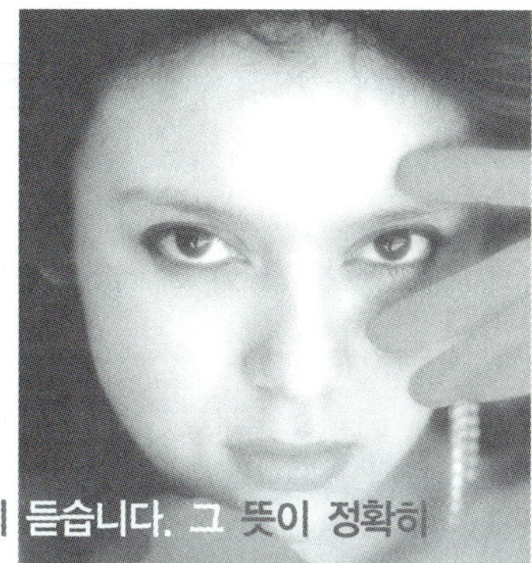



# 41

박피는 말 그대로 '피부를 벗기는 시술'을 의미합니다. 필링 (peeling)이라는 단어와 100% 같은 의미입니다. 근래에 수많은 박피, 필링법들이 갑자기 소개되는 바람에 박피가 필링보다 좀 더 센 것이고, 필링보다 약한 것은 스케일링이라는 등 말도 안 되는 생각들이 퍼져 있는 것 같습니다. 박피 즉, 필링은 기본적으로 피부를 젊어지게 만드는 효과가 있으며(rejuvenation) 여드름, 모공, 잔주름, 어두운 피부톤, 기미나 주근깨, 각종 흉터, 그리고 칙칙한 피부 등을 호전시키는 효과가 큽니다.

박피를 '자동차'에 비유한다면 거기엔 경차나 소형차부터 시작해 리무진이나 고속버스까지 매우 다양한 종류가 있고 또 같은 소형차라 하더라도 저렴한 보급형에서부터 모든 선택사양을 다 갖춘 고급스런 차가 있는 것을 그대로 연상하시면 됩니다. 즉, 박피에는 다양한 종류가 있으며 또 각 종류마다 약간의 시술이 들어가거나 빠지는 식으로 해서 아주 다양한 구성이 가능하다는 점을 염두에 두어야 합니다.

바로 이러한 이유 때문에 '나는 스케일링은 안 맞아', '나는 크리스탈 필링이 하나도 도움이 안 되던데…' 라는 생각 속에 진료실 문을 들어서시는 분들에게 저는 다른 병원에서 그 치료를 몇 분 동안 시술받았는지, 윙하는 소리가 나는 기계를 썼는지, 따가운 약을 얼굴에 발랐는지, 팩을 했는지, 그리고 그냥 붙이는 팩이었는지 바르는 팩이었는지 등의 여부를 자세히 물어보는 편입니다. 병원마다 똑같은 이름으로 서로 다른 시술을 하는 경우가 꽤 있기 때문입니다. 더구나 요즘은 피부과가 아닌 병원, 심지어 일반 피부 관리실에서도 비전문적인 필링 치료들이 많이 시행되고 있습니다.

# 42

## 박피나 필링에는 어떤 종류가 있나요?

박피의 종류는 최근 몇 년 사이에 대단히 많아졌고 또 그 명칭에도 혼란이 생겨 전문가들 사이에도 같은 박피를 놓고 서로 다른 용어를 사용하는 경우가 있습니다. 따라서 의료정보를 인터넷이나 각종 잡지류를 통해 접하게 되는 환자들로서는 박피의 종류에 대해 간단명료하게 분명한 설명을 들어야 할 필요가 있습니다. 본문에서 일일이 모든 필링의 이름을 나열하는 것은 가능하지도 않을뿐더러 그럴 필요도 없습니다. 일반인들은 그저 필링의 일반적인 분류법에 대해서만 알고 계셔도 많은 도움이 되실 겁니다.

우선, 가장 일반적으로 박피의 종류를 나누는 방법은 박피하는 방식에 따른 것으로 기계로 피부를 깎아내면 기계적 박피, 화학 물질로 깎아내면 화학 박피, 그리고 레이저로 박피하는 경우는 레이저 박피로 부릅니다. 최근에는 이들을 서로 섞어서 시술하는 경우도 생겼고 어느 한쪽으로 분류하기 어려운 경우도 있습니다.

박피의 종류를 나누는 또 다른 중요한 방식은 깎아내는 피부의 깊이에 따른 것입니다. 피부가 표피(epidermis), 진피(dermis), 그리고 피하지방(subcutis)으로 구성된다는 사실은 많이들 알고 계시지요? 이 가운데 표피의 일부를 벗겨내는 것이 가벼운 박피, 즉 얕은 박피(superficial peeling)이고 진피의 일부까지 벗겨내는 것이 강한 박피, 즉 깊은 박피(deep peeling)라고 생각하시면 됩니다. 물론 전문적으로는 더 세밀하게 분류하는 것이 보통이지만, 일반인들은 이 정도만 알아도 부족함이 없습니다. 일상생활에 지장이 없이 행해지는 대부분의 박피는 가벼운 박피에



미에 대한 열정은 외국 여성들도 대단한 것 같다. 특히 우리보다 수영문화가 더 일상화되어있는 탓인지 필자 병원에는 30~50대 사이의 외국 여성분들이 오셔서 비키니 라인을 제모하시는 경우가 꽤 많다.

한번은 학원강사로 일하시는 어떤 외국 여성이 찾아왔다. 전신의 모든 털을 다 없애달라는 것이 그녀의 요구였다. 머리털과 눈썹 말고는 다 없애달라고 했다. 말로만 듣던 전신 제모 환자였다. 자신은 털이 싫다고 했다. 특별한 정신과적 문제가 있는 분은 아니셨고 객관적으로 보아 몸에 털이 많기는 많았다.

그래서 치료를 시작했는데, 처음엔 한 번에 다 치료하라 몸이 작으신 분임에도 꼬박 2시간 이상이 소요되어 다른 환자분들을 대기실에서 많이 기다리게 해서 죄송했다. 그래서 두 번째부터는 이틀에 나누어 치료하고 있다. 하루는 얼굴, 팔, 몸통, 다음날은 나머지 부위를 치료한다. 그래도 한 번에 한 시간씩 치료해드리고 나면 하늘이 다 노랗다.

속합니다.

의학적인 수준의 박피 시술은 19세기 말부터 그 기원을 찾을 수 있는데 초기에 사용된 레소시놀, 살리실산, TCA, 페놀 등의 재료들은 지금도 필링의 중요한 원료로서 사용되고 있습니다. 그런데 대부분의 필링 재료들은 그 농도, 바르는 방법, 피부에 노출된 시간 등에 따라 피부침투 깊이와 치료효과에 차이가 발생합니다. 따라서 같은 이름의 필링이라 하더라도 환자의 피부상태나 목표하는 치료효과, 그리고 시술자의 경험에 따라서 전혀 다른 시술이 가능하다는 사실을 미리 알고 있어야 합니다.

## 43 가장 가볍게 해볼 수 있는 필링은 무엇이 있나요? 피부 스케일링도 그 중의 하나인가요?

치과에서만 주로 사용되던 스케일링이라는 단어가 피부과에 도입된 것은 그리 오래된 일이 아닙니다. 하지만 지금은 피부과에서 행해지는 모든 미용 시술 가운데 단연 수위에 들만큼 피부 스케일링의 인기가 높습니다.

피부 표피의 가장 바깥층을 각질층이라고 부릅니다. 이곳은 죽은 세포들로 이루어지며 시간이 경과하면서 자연적으로 떨어져나가고 밑에서 새로운 세포들이 올라오게 됩니다. 피부 스케일링은 특수한 화학약품을 이용해서 이 부분을 빠른 속도로 깨끗하게 벗겨내는 시술입니다. 피부는 재생능력이 워낙 뛰어나서 대개 1회 시술 후 1주 정도만 지나면 다시 원래 정도의 두께를 회복하게 되어 재치료를 받을 수 있습니다. 1~2주 간격으로 4~6회 정도 시술받는 것이 보통이며, 피부가 말끔해지면 2개월 정도 간격으로 한 번씩 유지 차원에서 피부 스케일링을 받는 것이 좋습니다. 대개 시술 후 일상생활에 지장이 없습니다.

피부 스케일링은 여드름 환자와 이른바 '피부가 칙칙한' 환자에게 아주 유용합니다. 여드름 환자의 경우 주 효과는 모공을 막고 있는 각질을 효과적으로 제거함으로써 여드름이나 피지가 모공을 잘 빠져나오게 도와주고 향후 여드름을 예방하는 것입니다. 뿐만 아니라 전반적인 각질층을 큰 자극 없이 벗겨냄으로써 칙칙한 피부가 해결되고 화장도 잘 받습니다. 피부 톤이 맑아지고 피부가 고와집니다. 이것이 다양한 필링기계들이 속속 개발되고 있지만 여전히 피부 스케일링의 시대가 저물지 않는 이유입니다.

## 44 피부 스케일링은 어떻게 하는 건지, 그리고 스케일링에도 종류가 있는지 알려주세요.

여드름이 많거나 칙칙한 피부를 가지신 분들에게 적극 권장하는 피부 스케일링은 병원에 따라 시술방법에 다소의 차이가 있을 수 있으며, 미백 기능을 강화시킨 화이트 스케일링, 붉은기를 신속하게 가라앉히는 홍반 스케일링, 그리고 염증을 빨리 해소시켜주는 쿨 스케일링 등이 활발하게 시술 중입니다. 여기서는 제가 있는 피부과의 시술방법을 중심으로 소개합니다.

우선 가장 기본적인 형태의 피부 스케일링은 먼저 클렌징을 통해 얼굴의 노폐물을 말끔히 제거한 뒤 얼굴에 존재하는 여드름을 $CO_2$ 레이저와 특별한 기구를 이용해 깨끗하게 치료하는 과정을 거칩니다. 얼굴에 여드름이 없거나 특별히 여드름 치료를 원치 않으시는 분들은 이 과정을 생략할 수 있습니다. 여드름을 모두 짠 뒤에는 특별한 화학약품을 얼굴 전면에 도포하는 핵심적인 '스케일링' 과정이 있고 연이어 재생 레이저를 시술합니다. 그리고 특수팩을 하게 되는데, 이 과정을 통해 스케일링으로 자극을 많이 받은 피부가 다시 보호되고 영양을 공급



어느 맑은 토요일 오후, 두 분의 선한 인상의 부부가 진료실에 들어왔다. 다크서클과 팔자주름 등에 필러 시술을 받기 위해서였다. 인상이 참 좋으셔서 어떤 일을 하시는 분들인지 여쭤어보았다. 그런데 깜짝 놀랐던 사실은 두 분 다 의사선생님들이라는 것이었다. 얼마 전에 필자의 졸저인 《필러바이블》을 읽으셨고, 거기에 나오는 시술 중 몇 가지를 본인들이 먼저 받아보고 나중에 다른 환자들에게 시술해주기 위해서 오신 것이었다.

의사는 자신과 가족들에게 줄 수 있는 약과 해줄 수 있는 시술만 환자들에게 시행해야 한다는 말이 있다. 자기 가족에게 주기 어려운 위험한 약이나 안전하지 못한 시술을 환자들에게 무감각하게 권해서는 안 된다는 뜻이다. 그 부부가 다시 한 번 존경스럽다.

받게 됩니다. 그리고 정성어린 쇄골 마사지를 통해 얼굴 피부의 치료뿐만 아니라 굳어진 근육이 풀어지고 피로가 회복되는 효과까지 있습니다. 시간은 대략 1시간 20분 정도가 소요되며, 시간이 없는 분들은 특수 팩과 쇄골 마사지를 생략하시면 1시간 이내에 모든 과정을 마치게 됩니다.

일반 스케일링에 이어 가장 많이 시술되고 있는 화이트 스케일링은 스케일링의 일반적인 치료효과는 기본이고 얼굴의 기미나 색소침착, 또는 자외선에 많이 노출된 후의 피부에 유용한 시술입니다. 여드름 환자의 경우 여드름이 아물면서 거무스름한 자국들이 많이 남아 고민이신 분들에게 특히 좋습니다. 기본적인 과정은 스케일링과 같으며 특수한 비타민-C 이온 치료가 포함되는 점이 다른데, 전체적인 시술시간은 1시간 30분 정도입니다.

여드름에 의해 붉은 자국이 많이 남은 분들, 또는 여드름 자체가 워낙 붉은기를 많이 동반하고 나타나는 분들에게 좋은 시술은 홍반 스케일링입니다. 홍반 스케일링은 일반 스케일링 과정에 추가해 이태리에서 수입된 AS/43 선트로닉 장비를 이용해 붉은 병변을 효과적으로 치료합니다. 시술에는 모두 1시간 50분 정도 소요되며, 여드름 환자가 붉은 자국과 거무스름한 자국이 모두 많다면 화이트-홍반 스케일링을 받는 것도 권장할 만합니다.

쿨 스케일링은 비교적 최근에 개발된 시술법으로 여기에는 일반적인 스케일링 과정에 크리디오라이트라는 특수한 다이오드 레이저 장비가 추가됩니다. 특수 파장의 레이저를 차가운 온도를 통해 피부에 투과시키면 염증성 여드름은 물론 여드름을 짜는 시술 후의 일시적인 부종이나 염증들이 빠른 속도로 가라앉게 됩니다.

# 45

요즘 다이아몬드 필링을 받은 친구들이 많아졌습니다. 다이아몬드 필링이 어떤 필링인지, 그리고 아프지는 않은지 궁금합니다.

다이아몬드 필링은 일종의 '기계적 박피'에 속하는 치료법입니다. 기계적 박피는 원래는 좀 무시무시하게 생긴 기계를 이용해 피부를 깊숙하게 깎아내는 방법이 잘 알려져 있는데, 출혈이 심하고 회복 기간이 수개월 걸리는 것이 가장 큰 단점입니다. 그에 비해 다이아몬드 필링은 비록 깎는 깊이는 표피의 일부에 불과하지만 일상생활에 지장 없이 시행될 수 있는 데다 피부가 많이 고와지는 효과가 있습니다. 다이아몬드 필링이나 크리스탈 필링과 같은 새로운 기계적 박피를 미세박피술(microdermabrasion)이라고도 부릅니다.

시술은 특수하게 제작된 핸드피스의 팁 끝에 인체에 무해하고 화학반응을 일으키지 않는 다이아몬드를 미세하게 가공해서 붙여놓은 것을 이용하는데, 피부 스케일링에 비해서 효과가 강하면서도 비슷한 강도의 크리스탈 필링에 비해서 시술시 통증이 없어 예민한 피부를 가진 환자들에게 특히 추천할만합니다. 그리고 시술 직후 깎여진 각질들을 직접 눈으로 확인할 수 있어 좋으며 시술시 문지르는 느낌 외에는 별 통증이 없고 일상생활에 지장이 없어 참 좋습니다.

임상적으로는 주로 얼굴이 칙칙하면서 모공이 많이 넓어진 환자들에게 아주 유용하게 사용하고 있습니다. 저희 피부과의 경우 모든 필링 중에 일반인이나 연예인을 통틀어 가장 많은 환자분들이 받는 시술이 바로 다이아몬드 필링입니다. 시술은 1시간 반 정도 걸리고 1~2주 간격으로 5회 이상 받는 것이 좋은데, 대개 한두 번만 받아도 피부가 많이 호전된 것을 느낄 수 있습니다.

# 46 크리스탈 필링이 좋다는 말을 들었습니다. 어떤 치료인가요?

크리스탈 필링도 다이아몬드 필링과 함께 대표적인 미세박피술(microdermabrasion)에 속합니다. 즉, 물리적인 힘으로 표피를 깎아내는 필링방법으로 가벼운 필링 가운데 가장 많이 알려진 시술일 겁니다.

그 원리는 산화알루미늄으로 구성된 미세한 가루들이 아주 강한 힘으로 분사되어 피부를 깎아내고 다시 그것을 강한 힘으로 빨아들이는 방식입니다. 즉, 모래바람을 이용한다고 생각하면 쉽습니다. 이 산화알루미늄은 피부에 무해하며 기계의 압력만 조절하면 박피의 깊이와 정도를 조절할 수 있으므로 생각보다 깊은 박피도 가능하다는 장점이 있습니다.

모공에 특히 효과가 좋은데 시술은 대개 1~2주 간격으로 5~10회 정도 시행하며, 물론 일상생활에는 별 지장이 없습니다. 시술 후 딱지가 앉는다든지 심하게 홍반이 남지 않기 때문입니다. 그래서 개원가에서는 크리스탈 필링을 런치 필링으로도 부르는데 점심시간에 잠깐 시술해도 될 만큼 부담이 적고 즉시 화장이 가능하다는 점이 장점입니다. 닭살과 튼살에도 시도해 볼 만 하고 스케일링만으로 개선되지 않는 칙칙하고 노화된, 모공이 넓은 피부에 추천할만합니다. 다만, 시술시 통증이 좀 있는 편이어서 요즘은 같은 치료효과를 보이면서 거의 아프지 않은 다이아몬드 필링 쪽을 더 많이 시술하고 있습니다.

# 47 필링을 자주 하면 피부가 점점 얇아지지 않나요?

피부를 자꾸 박피하면 처음에는 괜찮다가 언젠가는 피부가 너무 얇아져 문제가 되지 않을까 하는 생각을 하시는 분들이 있는데 전혀 근거가 없습니다. 피부는 살아있는 조직이기 때문입니다. 대패질을 계속할수록 나무결은 매끈해지지만 결과적으로 나무의 두께는 감소하는 것을 연상해서는 안 됩니다. 박피되어 떨어져나가는 조직은 죽은 세포들이며 밑에서 계속 새로운 표피조직들이 생성되어 올라오기 때문입니다. 미세박피술(microdermabrasion)을 일정한 간격으로 반복해서 시술하면, 처음에는 얇고 부실했던 피부가 나중에는 건강하게 두꺼워진다는 사실은 이미 논문으로 증명되어 있습니다.

다만, 본인에게 적당한 필링과 치료간격은 피부과 전문의가 정해주는 것이 좋습니다. 필링은 반드시 믿을만한 피부과 전문의와 상담하시기 바랍니다.

# 48 아미노 필링이나 클레이필은 어떤 건가요?

아미노 필링은 크리스탈 필링이나 다이아몬드 필링과 같이 기계적으로 박피하는 것이 아니고 화학 물질에 의한 박피라는 점에서 피부 스케일링과 비슷합니다. 그리고 피부에 물리적인 자극이 적어 통증이 문제가 안 된다는 점도 돋보입니다. 약간 따가운 느낌이 있을 뿐입니다.

좀 더 자세히 살펴보겠습니다. 아미노 필링에 사용되는 물질은 AFA(amino fruit acid)로서 기존의 화학 박피에 사용되던 AHA(alpha hydroxy acid)보다 진일보한 물질로 판단하는 전문가들이 많습니다. AFA는

AHA와는 달리 식물의 새싹에서만 추출이 가능하고 성숙한 식물에는 없으며, 사람의 피부에서 자체 생성되어 피부의 위층에 모여 주요 보습 유지인자로 작용하는 아미노산에 비타민-C가 결합되어 있는 구조입니다. pH가 0.8~1.8 정도의 강산인데 산도가 강함에도 불구하고 염증반응이 거의 없고 안전합니다.

그리고 다른 화학 박피와의 차별점은 무엇보다 피부가 건조해지지 않고 어느 정도 보습이 된다는 것입니다. 제 환자들 가운데도 아미노 필링이나 클레이필을 시술 후 집에 돌아가면서 촉촉함을 느끼는 필링으로 기억하는 분들이 많습니다. 환자의 피부상태에 따라 여러 농도의 필링 중 선택해서 시술하며 일상생활에는 지장이 없고 대개 1~2주 간격으로 5~8회 가량 시행합니다. 아미노 필링은 칙칙한 피부, 모공, 잔주름, 기미-잡티 피부 등에 고루 효과적이지만 특히 피부색을 밝게 만들어주는 효과가 좋으며 피부가 예민해 기계적인 필링을 잘 견디지 못하시는 분들에게도 좋습니다.

아미노 필링의 저자극성 미백효과를 더욱 발전시킨 클레이필도 인기가 높습니다. 클레이필의 핵심적인 필링은 2단계로 이루어지는데, 우선 클렌징과 딥클렌징을 한 뒤 클레이 마스크를 이용해 피부의 노폐물과 유분을 완전히 제거하면서 얼굴 피부표면의 유분을 균형있게 맞추어 줍니다. 이 과정을 통해 얼굴 전체에 지성, 중성, 건성의 경계가 없어지고 모두 중성 정도로 통일되어 필링이 고르게 될 수 있도록 도와줍니다. 이어서 마스크를 지운 후에는 클레이필 전용으로 세팅된 특수한 아미노필 용액을 발라주면서 더욱 깊은 필링의 효과를 거두게 됩니다. 클레이필에는 모두 1시간 30분 정도가 소요되며, 드물게 아미노 필링에 피부자극이 많으신 분들에게도 안전하게 시행되고 있습니다.

## 49 요즘 호박필이 인기입니다. 예비신부에게 특히 좋다고 추천을 받았습니다. 호박필에 대해 자세히 알고 싶습니다.

호박(pumpkin)은 예로부터 아기를 분만한 산모에게 부종과 노폐물을 신속하게 제거하면서 각종 영양소를 제공하기 위해 권장해 왔으며, 여성들의 피부미용에도 오랫동안 사용되어 왔습니다. 호박 씨앗에 들어있는 cucurbitin이라는 성분은 이뇨작용과 함께 항부종 효과가 있으며, 리놀렌산과 쎄라마이드 등의 필수지방산과 피토에스트로겐전구물질이 풍부하게 함유되어 있어 피부를 뽀얗고 아름답고 탄력 있는 여성스러운 피부로 변화시켜줍니다. 이외에 식물의 색소에 해당되는 플라보노이드 성분들이 함유되어 항산화 작용과 혈관강화 효과, 항 알러지 효과를 줍니다. 복합 다당류 성분들에 의해 치유과정 촉진 작용, 그리고 총체적인 미네랄 성분들에 의해 피부의 신진대사 작용이 높아집니다. 그리고 천연 호박의 이런 다양한 영양 성분들도 훌륭한 것이지만 특별한 발효과정을 거치면 천연 성분들이 더욱 농축될 뿐만 아니라 각질용해제인 AHA와 BHA 성분들이 농축되어 피부를 매끄럽고 부드럽게 벗겨낼 수 있게 됩니다. 시술은 1시간 15분 정도 소요되며 시술 직후 일상생활에 지장이 없습니다.

호박필(pumpkin peel)은 기미, 노화, 여드름, 모공 등에 좋은 필링이며 특히 다른 필링과는 달리 피부에 적절한 보습효과를 가져오고 촉촉하게 하므로 건성 피부 환자들에게 추천할만합니다. 즉, 피부에 영양과 수분을 공급하면서 동시에 필링이 되기 때문에 좋습니다. 요즘은 예비 신부님들이 가장 많이 받으시는 필링이 바로 이 호박필입니다. 그만큼 피부에 부담이 적으면서도 효과가 크기 때문입니다.

# 50

**레이저로 하는 가벼운 필링도 있다고 들었습니다. 어떤 필링인가요?**

많은 피부과에서 시행되고는 있지만, 아직 용어는 통일되지 않은 박피방법입니다. 주로 여드름 흉터 등의 강한 박피에 사용되는 어비움야그 레이저를 아주 약하게 쬐어주는 방법으로, 런치 필링으로 부르기도 하고 레이저 스케일링으로 부르기도 합니다. 다른 필링과 마찬가지로 모공, 칙칙한 피부, 어두운 톤, 거친 피부 등의 개선효과가 큰데 특히 모공과 얕은 여드름 흉터에 좋은 것 같습니다.

레이저 스케일링은 다이아몬드 필링이나 호박필 등에 비해서는 강한 편이며, 대개 2~4주 간격으로 5회 이상 시행합니다. 다른 가벼운 필링들과는 달리 마취연고를 바르고 시행하는 경우가 많고, 얼굴이 하루 이틀 정도 약간 붉거나 각질이 일어나는 경우가 있을 수 있지만 일상생활에 큰 지장이 있을 정도는 아닙니다.

## 51 이전에는 대패같이 생긴 기계로 피부를 강하게 깎아냈다는 얘기를 들었습니다. 정말 그런 일이 있었나요?

지금은 일부 성형외과 등에서 제한적으로만 시행되는 이 '기계적 박피(mechanical dermabrasion)' 는 의학적인 박피술의 가장 고전적인 한 형태입니다. 원리는 전기로 모터를 돌리거나 압축공기를 이용해서 그라인더를 강하게 회전시켜 피부를 갈아내는 것입니다. 따라서 피부 표면이 불규칙한 경우 개선효과가 뚜렷하며 여드름 흉터뿐 아니라 곰보 자국이나 화상 흉터에도 사용될 수 있습니다.

하지만 출혈이 심하고 회복기간이 다른 박피술에 비해 상당히 오래 걸리며 병원에서 입원해서 치료하는 것이 권장된다는 점 때문에 오늘날 그리 많이 시행되지는 않고 있습니다.

# 52

화학 박피로도 흉터를 치료한다고 합니다. 어떤 병원에선 도트 필링이라고 부르고 또 어떤 병원에선 크로스라고 부르던데 그게 어떤 치료인지요?

크로스(CROSS, Chemical Reconstruction Of Skin Scars)는 약간 다르기는 하지만 일부 병원에서 도트 필링이라고도 부르는 것으로 일종의 화학 박피 방법입니다. 원리는 모공이나 여드름 흉터 속으로 특수한 장비를 이용해 고농도의 TCA(trichloroacetic acid)를 주입하면 염증이 유발되고 콜라겐 합성이 촉진되어 결과적으로 흉터가 밑에서부터 차올라오고 모공은 좁아지면서 깊이가 얕아지는 효과를 보는 것입니다.

레이저 박피에 비해 깊고 좁은 흉터에 탁월한 효과를 발휘합니다. 효과가 강하여 1회만으로도 차도를 느끼는 경우가 많습니다. 대개 3~5회 정도의 치료가 필요하며, 시술 후 7~10일 정도 딱지가 생기고 그 후 1달 가까이 붉은 기가 약간 남아있을 수 있습니다. 모공의 경우, 볼의 모공은 대개 1회만으로도 효과를 어느 정도 느끼지만 코의 모공은 여러 차례의 치료가 있어야 효과가 뚜렷합니다. 볼은 4~6주 간격으로 3~5회, 코는 5~10회 정도의 치료를 권장하고 있습니다. 물론 파인 흉터의 경우는 모공보다 좀 더 많은 치료횟수를 요합니다. 현재 크로스요법은 전 세계적으로 우리나라에서 가장 활발하게 이루어지고 있는 것으로 보입니다.

**53** 아는 선배가 레이저로 얼굴을 완전히 깎아서 여드름 흉터를 치료했다고 말했습니다. 그런 박피는 언제 하는 건가요? 그리고 안전한 건가요?

기계적 박피의 장점은 이어받고 단점은 많이 보완한 것이 바로 레이저 박피(laser resurfacing)입니다. 즉, 레이저로 흉터의 경계부를 깎아 부드럽게 만들면서 함몰된 부위의 콜라겐 합성도 촉진시켜 피부를 차올라오게 하는 효과를 가지고 있어 전체적으로 흉터 부위가 상당히 부드러워집니다. 그리고 출혈이 많지 않고 10일 정도만 고생하면 일상생활에 큰 지장 없이 복귀할 수 있습니다.

여기에 사용되는 레이저는 주로 어비움야그(Er:YAG) 레이저로서 시술 후 10일 쯤 지나면 딱지가 떨어집니다. 그 기간 동안에는 가능하면 특수한 붕대를 얼굴에 붙이고 있는 것이 좋고, 필요하다면 며칠마다 병원에 나와 특수한 드레싱 치료를 받는 것이 좋습니다. 흉터의 심한 정도에 따라 6주 이상의 간격을 두고 2~4회 정도의 시술을 합니다. 크로스(CROSS)와 동시에 시행하면 시너지 효과를 볼 수 있고, 전체적인 치료횟수도 줄어듭니다.

# 기미, 주근깨, 잡티, 검버섯 그리고 점

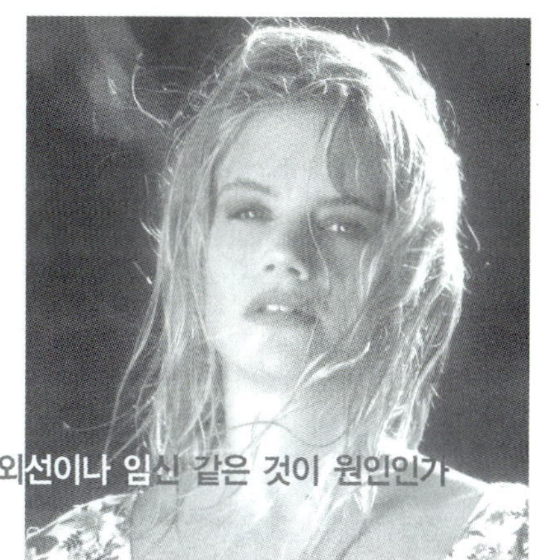

# 54 기미는 왜 생기나요? 자외선이나 임신 같은 것이 원인인가요?

기미(melasma) 때문에 오시는 환자분들 중에는 잡티(lentigines)나 주근깨(freckle) 같은 것을 기미로 생각하고 오시는 분들이 의외로 많습니다. 기미의 모양은 잡티나 주근깨와는 달리 경계가 불분명한 큰 얼룩 형태를 띠며 얼굴의 좌우에 대칭적으로 생기는 경향이 있고 주로 눈 아래-바깥쪽과 광대뼈 근처에 많이 생깁니다. 색깔은 전체적으로 균일하지 않은 경우도 많고, 남자보다는 여자에 더 흔합니다. 계절적으로 여름에 심해지고 겨울에 흐려지는 경향이 있습니다.

기미의 발병기전은 아직 한두 가지 원인으로 설명하는 것이 쉽지 않습니다. 하지만 환자분들의 이해를 돕기 위해 기미의 원인을 몇 가지로 간단하게 정리해보겠습니다.

① 여성호르몬 : 기미가 여성호르몬의 분비가 왕성한 나이인 20~50대 여성에게 가장 흔하다는 사실로 미루어 여성호르몬이 기미의 중요

한 원인임을 알 수 있습니다. 특히, 임신 때 기미가 심해지는 경우라면 임신을 유지하기 위해 이 시기에 평소보다 수백 배 이상의 여성호르몬이 분비되기 때문이라는 것을 염두에 둘 필요가 있습니다. 일반적으로 임신 때 생긴 기미는 분만 후 서서히 흐려지며 완전히 다 소실되기도 합니다.

그리고 역시 여성호르몬제로 구성되어 가임기 여성이 흔히 복용하는 먹는 피임약이 기미의 원인이 될 수 있는데, 흥미롭게도 이 경우는 피임약의 복용을 중단하고 나서도 상당히 오랫동안 잘 안 없어지는 경향이 있습니다. 폐경이 시작될 때 생기는 기미는 성호르몬의 불균형이 원인입니다. 50대를 전후해서 뚜렷하게 심해지는 기미의 경우 이러한 원인을 고려해야 합니다. 대개는 생리가 없어진 다음 몇 년 안에 사라지게 됩니다.

② 자외선 : 자외선은 비단 기미뿐만 아니라 대부분의 색소성 피부질환에 중요한 악화요인이 됩니다. 이는 표피의 아래쪽에 위치한 멜라닌 세포가 자외선을 많이 쐬면 피부를 보호하기 위해 멜라닌 색소를 더 많이 만들어내기 때문입니다. 따라서 햇볕을 많이 쐬면 기미 환자의 표피와 진피에 멜라닌 색소들이 많이 만들어져 증상이 더 심해지게 됩니다.

이때 과잉 생산된 멜라닌 색소가 표피층에 주로 존재하면 표피형 기미, 진피 쪽에 주로 떨어져 존재하면 진피형 기미, 그리고 두 형태가 섞여있으면 혼합형 기미로 부릅니다. 병원에서는 이 혼합형을 제일 흔하게 접합니다.

③ 유전적인 요인 : 기미 환자 가운데는 집안에 기미 환자가 많은 경우 즉, 기미의 가족력이 있는 경우가 많습니다. 따라서 유전적인 요인도 기미의 유발과 악화에 어느 정도 관여한다고 보고 있으며, 부모님이 기미가 심하시다면 자식들은 자외선 노출 같은 다른 요인들을 더 열심히 막는 것이 필요합니다.

④ 그 외 : 변비가 있거나 속이 좋지 않아서 기미가 생긴다고 생각하는 경우도 있지만, 과학적인 근거가 뚜렷하지는 않습니다. 하지만 특별한 이유가 없이 30~40대에 갑자기 기미가 발생한다면 여성호르몬이 과다하게 분비되는 난소종양이나 기타 내분비질환을 의심해 보아야 하고 종합검진을 받아볼 필요가 있습니다.

## 55 병원마다 서로 다른 치료법을 듣고 올 때가 많습니다. 기미 치료법을 정리해주시면 감사하겠습니다.

기미를 치료하는 방법은 대단히 다양합니다. 이 말은 그만큼 기미 치료에 있어 확실한 한두 가지 방법이 없다는 뜻이기도 합니다. 하지만 그렇다고 기미 치료를 포기할 필요는 없습니다. 의학적으로 검증된 좋은 치료법들을 적절히 몇 가지 조합해서 각자에게 맞도록 적용

① 먹는 약 : 사실 '먹는 약으로 기미를 치료한다' 는 것은 말처럼 쉬운 일이 아닙니다. 하지만 근래 많은 임상경험을 바탕으로 먹는 약으로 기미가 흐려지는 제제가 점점 많이 처방되는 추세입니다. 약국에서 일반의약품으로 쉽게 구할 수 있는 몇 종류의 먹는 기미약이나 비타민-C 제제도 도움이 되나 좀 더 효과적인 치료를 위해서는 피부과 전문의 처방이 필요한 전문의약품이 좋습니다.

② 바르는 약 : 기미 치료를 위해 가장 많이 쓰이는 방법이 바로 미백연고 즉 국소도포 탈색제입니다. 가장 전형적인 방법은 Kligman's Formula라고 하여 세 가지 약제를 섞어서 바르는 것인데, 사용법이 다소 까다롭기는 해도 그래도 피부과에서 가장 오랫동안 믿음직스럽게 사용되어왔습니다. 최근에는 국내외 유명 제약회사에서 이 세 가지를 미리 섞어놓은 형태로 약품을 발매해서 편리하게 이용되고 있습니다.

경우에 따라서는 위의 세 가지 약제 중 4% 하이드로퀴논 제품만 단독으로 사용하기도 하며, 이외에 주로 화장품에 코직산이나 비타민-C를 이용한 탈색 성분들이 포함되어 시판되고 있습니다.

③ 시술 : 잡티나 주근깨와는 달리 기미는 레이저나 일반적인 화학박피로는 잘 치료되지 않는 것이 보통입니다. 하지만 최근에 여러 임상연구 결과, 조심스럽게 접근하면 기미도 레이저나 박피를 통해 상당 수

준까지 호전될 수 있다는 사실이 알려져 있습니다.

레이저의 경우 비교적 최근에 개발된 IPL이 좋은 치료법입니다. IPL은 기미, 주근깨, 잡티, 얇은 점, 잔털, 모공, 잔주름, 여드름, 여드름 자국, 어두운 톤, 실핏줄, 홍반 등을 한꺼번에 해결해주는 다파장 레이저로 대개 2주 정도 간격을 두고 3~5회 이상 시술합니다. 아울러 셀라스나 프락셀 같은 프랙셔널 레이저도 경우에 따라서는 기미 치료에 상당히 효과적으로 사용됩니다. 이들은 피부에 수천 개의 얇고 가는 구멍을 뚫어 표피 쪽의 기미 세포들이 파괴되도록 합니다. 가장 최근에 도입된 레이저 토닝의 경우에도 1주 정도의 간격으로 5~10회 시행되며 기미나 색소침착 환자에 좋은 효과를 보이는 경우가 많아 인기를 끌고 있습니다.

## 56 기미를 예방하려면 어떻게 해야 하나요?

기미는 한번 생기면 좀처럼 잘 없어지지 않습니다. 기미는 치료보다 예방에 주안점을 두어야 할 분명한 이유가 있는 질환인 것입니다. 하지만 불행히도 기미는 원인을 제거하는 것이 상당히 어렵습니다. 유전적인 요인을 제거하는 것이나 자연적인 여성호르몬 분비를 조절하는 것은 거의 불가능합니다. 자외선도 아예 안 쬐고 사는 것은 불가능합니다. 그래도 방법이 없는 것은 아닙니다.

① 자외선 :  자외선 차단크림 즉, 선크림을 생명처럼 여겨야 합니다. 주로 실내에서 생활하거나 혹 계절적으로 겨울철이 되었다 하더라도 꼭 선크림을 바르고 다녀야 합니다. 한여름철에는 오전, 오후 하루 두 번씩 꼬박꼬박 선크림을 바르는 것이 좋습니다. 화장을 한 위에 선크림을 바르는 것이 불가능하게 느껴진다면 pressed powder 또는 스프레이 타입의 선크림 제품이 나와 있으니 적극 활용해보시기 바랍니다.

② 피임약 : 임신이나 피임약이 기미악화에 어떤 영향을 주는지는 앞에서 설명 드린 바와 같습니다. 따라서, 피임약을 먹은 뒤 기미가 심해졌다는 느낌이 들었거나 임신 때 기미가 심해지는 것이 확연한 분이라면 가급적 다른 피임방법을 찾아보는 것이 지혜로운 방법일 겁니다. 그리고 그런 분은 임신 시에는 다른 분들보다 더 자외선 차단에 신경을 쓰고 지내셔야 합니다.

③ 화장품 : 화장품이나 향수가 기미와는 좀 차이가 있기는 하지만 기미 비슷한 모양의 색소침착을 유발시키는 경우가 드물지 않게 있습니다. 따라서 이런 경우가 의심된다면 일단 그 화장품의 사용을 중지하고 피부과 전문의와 상의해보는 것이 좋습니다.

# 57

10대에 문제가 되는 색소성 질환 가운데는 주근깨(freckle)가 가장 흔합니다. 그리고 얼굴에 생기는 모든 색소성 질환 가운데 주근깨만큼 치료가 쉬운 것도 별로 없습니다. 주근깨는 기미와 비슷하게 여름에 심해지고 겨울에 완화되는데 기미와 다른 점은 얼룩 형태가 아닌 깨알 같은 연한 갈색의 비슷한 크기의 반점들로 이루어진다는 것입니다. 크기는 대개 5mm 이하이고 불규칙한 모양을 가지고 있습니다. 흔히 말하는 잡티(흑자)와 비슷한 반점들로 구성되지만 잡티는 계절적인 변화가 없으며 주근깨보다는 조금 더 크고 좀 더 깊어 보이는 흐린 색깔을 가집니다.

주근깨의 원인으로 가장 중요하게 꼽히는 것은 유전적인 요인입니다. 부모의 얼굴에 주근깨가 심하면 자식도 그런 경우를 자주 보게 됩니다. 이는 상염색체 우성유전의 결과이며 인종적인 호발 정도에도 차이가 있어 흰 피부를 갖거나 붉은색 또는 금발머리를 가진 사람에서 흔합니다. 특히 주근깨는 백인에서는 대단히 흔히 보게 되는데, 아무리 아리따운 배우가 영화에서 열연을 벌인다 해도 그들의 얼굴은 물론 팔, 어깨, 그리고 등에 무수히 많은 주근깨를 보는 것은 어려운 일이 아닙니다.

또한 주근깨에는 기미와 마찬가지로 자외선이 중요한 악화요인으로 작용합니다. 따라서 주근깨의 유전적인 성향이 강력하게 의심되는 사람이라면 어렸을 때부터 선크림을 생활화하고 주위 사람들보다 좀 더 주근깨 예방을 위해 노력할 필요가 있습니다.

## 58 주근깨를 치료하는 좋은 방법이 있는지요?

주근깨 치료는 기미와 비슷한 부분이 있기는 하나 박피나 레이저로 훨씬 치료가 잘 된다는 점에서 차이가 있습니다. 먹거나 바르는 약은 주로 보조적인 방법으로 사용됩니다.

화학 박피(chemical peeling)로 주근깨를 치료하는 방법은 비교적 오래된 역사를 가지고 있습니다. 그리고 사용되는 화학 물질에도 여러 가지가 있는데 지금은 AHA나 TCA같은 물질이 주로 사용됩니다. 치료원리는 이러한 인체에 무해한 특수한 산(acid) 물질을 주근깨에 발라줌으로써 주근깨 부위의 표피가 살짝 벗겨지게 하는 것입니다. 1주일 정도 딱지가 앉았다가 떨어지는데 점을 빼고 나서 생기는 두꺼운 피고름 딱지와는 달리 아주 얇기 때문에 즉시 세수도 가능하고 파우더를 바르고 직장에 출근하셔도 별 무리는 없습니다. 하지만 숙련된 시술자에게 시술받지 않으면 치료 깊이의 조절과 산 물질의 적절한 농도 선정이 어려워 색소침착이나 흉터 등의 부작용이 생기기 쉽습니다.

주근깨를 치료하는 레이저에는 여러 가지가 있습니다. 우선, 이전에 레이저가 별로 발달하지 않았을 때는 그냥 $CO_2$(탄산가스) 레이저로 점을 빼듯 주근깨를 치료했었는데 피부가 파일 수 있어 지금은 특별한 경우를 제외하고는 잘 사용하지 않습니다. 요즘은 피부가 파이지 않아 흉터의 우려가 없는 큐스위치를 이용한 Nd:YAG나 Alexandrite 레이저가 많이 사용되고 있습니다. 시술 후 1~2일 내로 딱지가 살짝 앉기 시작해 대개 5~7일이면 다 떨어집니다. 한 번의 치료로 깨끗하게 없어지는 경우도 많습니다.

요즘은 IPL 레이저로도 주근깨를 치료하고 있습니다. IPL은 주근깨 전용이 아니므로 한 번에 다 없어지는 것은 아니지만, 기미, 잡티, 얇은 점, 잔털, 모공, 잔주름, 여드름, 여드름에 의한 거뭇거뭇한 자국 또는 불긋불긋한 자국, 홍반, 실핏줄, 얼굴의 어두운 톤 등을 함께 치료한다는 점에서 많이 시술되고 있습니다.



주한미군부대에서 근무하시는 연로하신 미국 목사님 부부 이야기다. 부부는 오래 살면 서로 닮는다고 했다. 인자한 웃음과 상대방에 대한 배려, 그리고 생활 속에서의 유머를 즐기시는 두 분의 모습은 쉽게 잊기 어렵다.

크리스마스를 얼마 앞둔 때였다. 남편 목사님을 치료해드리다가 얼마 전에 있었던 우리 부부의 결혼기념일 이야기를 해드리고 있었다. 그런데 얘기를 하다 보니 목사님께서 한국에서 처음 근무를 시작하신 것이 헬리콥터 조종사였을 때였다는 것을 알고 놀라게 되었다. 하지만 목사님이 파일럿이었다는 사실보다 더 놀랐던 것은 목사님께 언제 결혼하셨는지 물어보았을 때였다. 다른 사람들 같으면 날짜로 이야기했을 텐데, 목사님께선 지금이 결혼한 지 몇 년 몇 개월째라고 하시는 것이었다. 그것도 한참 계산해보신 뒤 말씀하신 것이 아니라 즉시 나온 대답이었다. 결혼기념일을 항상 마음에 두고 사시는 것 같았다. 내심 부럽기도 하고 부끄럽기도 했다. 목사님보다 훨씬 최근에 결혼한 나로서는 우리가 결혼한 지 몇 년 몇 개월 지났는지 계산하기 위해 시간이 많이 필요했다.

레이저나 화학 박피로 주근깨를 치료할 때 꼭 명심할 사항이 있습니다. 그것은 한두 번의 시술로 거의 모든 주근깨가 90~100%까지 소실되는 것이 가능하기는 하지만, 주근깨는 완치되는 질환이 아니라는 것입니다. 자외선에 무관심하고 부주의하게 살면 6개월 이내에도, 그리고 선크림을 열심히 바르고 조심하면서 살면 몇 년 뒤에 다시 주근깨가 생길 수 있다는 것을 알고 있어야 합니다. 따라서 다시 주근깨가 재발하는 조짐이 보이면 빨리 전문의와 상의하여 재치료 일정을 잡는 것이 좋겠고 주근깨의 예방법을 확실히 숙지하고 있어야 할 것입니다.

## 59 주근깨를 예방하는 특별한 방법 같은 것이 있으면 말씀해 주세요.

주근깨를 예방하는 방법은 기미와 같은 다른 색소성 질환과 크게 다르지 않습니다. 가장 중요한 방법은 역시 자외선 노출을 피하는 것과 선크림을 생명처럼 여기고 열심히 바르는 겁니다. 주근깨의 유전적인 성향을 의학적으로 막기는 거의 불가능하지만 자외선만 잘 막아줘도 이른바 '깨순이' 라는 말은 확실히 덜 듣게 됩니다. 천성적으로 감기에 잘 걸리는 사람들이 있지만, 그들이 남들보다 옷 입는 것이나 야외활동에 신경을 더 쓰고 감기초기에 빨리 조치한다면 감기에 별로 심하게 걸리지 않고 살 수 있는 것과 같은 이치입니다.

그리고 주근깨도 기미의 경우와 마찬가지로 비타민-C 제제를 자주 바르는 것이 좋으며, 더 좋은 것은 병원에서 비타민-C 이온요법을 통해 피부 깊숙이 침투시키는 치료를 주근깨가 심해지기 전에 미리미리 받는 것이 좋다는 것입니다. 주근깨가 잘 생기는 분들은 여름이 본격적으로 시작되기 전에 피부과 전문의와 상의하여 이런 예방 목적의 이온요법을 적절히 시행한다면 의외로 큰 도움을 받으실 수 있습니다. 이온 치료는 레이저 치료 후에 주근깨의 재발을 막거나 색소침착을 예방하기 위한 목적으로도 많이 시행됩니다.

## 60 잡티는 왜 생기나요? 그리고 주근깨나 기미와는 어떻게 다른지요?

우리가 흔히 잡티(lentigines)라고 부르는 색소성 질환은 크게 두 가지를 포함하는 용어입니다. 즉, 나이가 들면서 자외선 노출 부위에 발생하는 노인성 흑자(senile lentigo)와 자외선과 무관하게 유소년기부터 발생할 수 있는 단순 흑자(simple lentigo)가 그것입니다. 피부암의 전구증상인 악성 흑자(lentigo maligna)는 우리나라엔 흔치않은 질환이므로 잘 모르셔도 됩니다. 환자들이 병원에 문의하는 '잡티' 는 대개 노인성 흑자이며, 아래에 언급하는 '잡티' 도 대개 노인성 흑자에 해당하는 내용이라고 생각하시면 됩니다.

잡티의 원인은 아무래도 만성적인 자외선 노출이 주원인으로 꼽히고 있습니다. 발생하는 부위도 주로 얼굴이나 손등, 팔과 같이 항상 노출되는 부분입니다. 특히 잡티는 그 자체로는 색깔 말고는 크게 문제될 것이 없지만, 피부에 자외선 노출이 그만큼 많았다는 반증이 되며 따라서 자외선에 의한 피부노화가 빨리 진행되고 있음을 의미할 수도 있습니다. 따라서 잡티가 많이 생기기 시작한다면, 잡티 치료에만 신경 쓰지 말고 전반적인 피부노화 관리에 대해 피부과 전문의와 상담할 필요가 있습니다.

잡티는 주근깨와는 달리 계절적인 변화가 없으며 한번 생기면 저절로 없어지지는 않습니다. 크기도 주근깨보다 조금은 더 큰 편입니다. 하지만 임상적으로 기미나 편평한 형태의 검버섯과 구별이 어려운 경우도 있습니다. 무턱대고 레이저를 시행해 기미가 악화되거나 팩이나 비타민-C 화장품 같은 것만 열심히 발라 검버섯이 더 진행되게 하는 것은 피해야 합니다. 때로는 후천양측오타모양 모반(ABNOM)과도 구별이 잘 안되는데 후천양측오타모양 모반은 일반 잡티와는 달리 치료가 훨씬 어려운 질환이어서 치료계획을 세밀하게 세워놓고 치료에 들어가야 합니다. 따라서 잡티는 아무 것도 아닌 것 같아도 일단 믿을만한 피부과 전문의에게 자세한 상담을 받아보는 것이 지혜롭습니다.

# 61 잡티는 정말 지긋지긋합니다. 어떻게 치료하고 또 어떻게 예방할 수 있는지요?

잡티 치료에는 화학 박피나 레이저가 주로 사용되며 주근깨보다는 치료횟수가 더 많이 요구되는 것이 보통입니다. 치료 후에는 비타민-C 이온치료를 충분히 받아 색소침착을 예방하고 잡티의 재발을 막는 것이 좋습니다. 그리고 당연히 자외선 차단제 즉, 선크림을 열심히 발라야 합니다. 특히 잡티가 남들보다 많다고 생각하시는 분들은 좀 더 극성스럽게 자외선을 차단할 필요가 있겠습니다.

그리고 건선 같은 만성질환을 치료하기 위해 병원에서 자외선 치료를 주기적으로 받는 환자에게서 엉덩이와 같은 비노출 부위에도 잡티가 생기는 경우를 많이 보는데, 최근에는 선탠을 많이 하는 젊은 여성에게서도 얼굴이나 팔이 아닌 옷에 의해 가려지는 부위에도 심심찮게 잡티가 생겨있는 것을 보게 됩니다. 따라서 저는 피부과 전문의로서 무분별한 선탠은 반대합니다. 단지 꼭 선탠을 하고 싶다면 피부과 전문의와 미리 상의하고 득과 실에 대해 충분히 이해한 뒤에 하는 것을 권합니다. 그리고 이때도 얼굴은 반드시 피하는 것이 좋겠습니다.

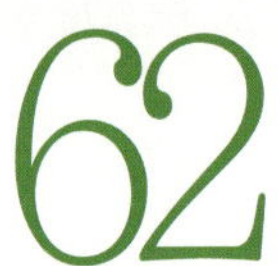

어릴 때부터 한쪽 이마와 눈 옆에 푸르스름한 큰 점이 있어서 고민입니다. 병원에서는 오타 모반이라고 하던데 도대체 오타 모반은 왜 생기는 건가요?

오타 모반(nevus of Ota)은 대개 태어날 때부터 존재하지만, 때로는 생후 1년 내에 생기거나 혹 사춘기 때부터 발병하기도 합니다. 20세 이후에 발병하는 경우는 드뭅니다. 얼굴의 어느 한쪽에 검푸르거나 회색을 띠는 얼룩 모양으로 발생하며 입천장이나 눈 속의 흰자위에도 색소가 존재하는 경우를 자주 봅니다. 호발 부위는 눈 주위이고 이마나 광대뼈 주위까지 번져있기도 합니다. 분포하는 부위는 제5번 뇌신경의 분포와 일치하는 경향이 있습니다. 약 10%의 환자에선 양측성으로 오기도 하지만 후천양측오타모양 모반(ABNOM)과는 구분하기 어렵지 않습니다. 등이나 어깨에 비슷한 모반이 생긴 경우는 따로 이토 모반(nevus of Ito)이라고 부릅니다.

오타 모반은 몽고반점이 얼굴에 심하게 생긴 것으로 보면 거의 맞습니다. 표피에만 있어야 할 멜라닌 세포들이 진피까지 내려가 있는 것입니다. 불행히도 그 원인은 아직 정확하게 밝혀져 있지 않습니다. 몽고반점과는 다르게 나이가 들면서 저절로 없어지지 않으며, 치료방법을 모르거나 혹 치료비용이 없어서 너무나 중요한 얼굴의 한쪽 면을 푸르스름한 색깔로 그냥 두고 사는 환자들이 많아 안타깝습니다.

# 63

오타 모반도 치료가 되는지요? 단번에는 안 되더라도 꾸준히 치료하면 없어질 희망을 가질 수 있을까요?

오타 모반은 후천양측오타모양 모반(ABNOM)과 같이 깊은 곳까지 내려가는 장파장의 Nd:YAG나 Alexandrite 레이저로 치료하는 것이 가장 일반적입니다. 이전에 레이저가 발달하지 않았을 때 사용되던 드라이아이스를 이용한 냉동요법도 효과가 좋습니다만 그 효과에 한계가 있고 흉터가 남을 수도 있으며 치료 부위가 색이 빠지면서 얼룩얼룩한 모양으로 변하는 것도 보기에 좋지는 않습니다.

오타 모반을 레이저로 치료하는 방법은 6~8주 간격으로 5회 또는 그 이상의 시술을 받는 것이 보통입니다. 효과는 생각보다 좋은 편이어서 증상이 아주 심하지 않은 환자라면 거의 정상 피부에 가깝게 호전될 수도 있으니 희망을 가지시기 바랍니



결혼식이 정확하게 2주 남았다면서 어떤 젊은 아가씨가 진료실에 들어섰다. 볼 살이 없고 다크서클이 심해 얼굴이 많이 '빈하게' 보이는 분이었다. 하지만 모든 신부는 아름다워 보이는 법. '특별히 치료 안 받아도 예쁘고 아름다우니 그냥 결혼식 하세요'라고 말했지만 이미 환자분의 의지는 굳은 상태였다. 지방을 주입하면 결혼식 때까지 부기가 많이 남아있으니 필러 주사가 더 좋다는 것까지 알아보고 오신 뒤였다.

결국 양 볼과 다크서클에 필러 주사를 놓아드렸다. 시술 시간은 모두 1시간 반 정도 걸렸다. 1주 후 병원을 재방문하셨을 때 볼에 흐릿한 작은 멍이 보이기는 했지만 화장으로 잘 가려지는 수준이었다. 결국 결혼식은 성공리에 잘 마치셨다는 후일담을 전해 들었다.

외모는 외모일 뿐 사람의 진정한 내면의 아름다움을 드러내는 것도 아니요, 인생의 가장 중요한 부분도 아니라고 생각한다. 하지만 인생에서 가장 아름다운 순간의 신부가 내적인 그리고 외적인 아름다움을 위해 최선을 다하는 모습을 누가 뭐라고 할 수 있을까.

다. 그리고 색소침착을 막기 위해 피부과 전문의와의 상담을 거쳐 비타민-C 이온 치료나 미백연고를 레이저 시술 전후에 시행하는 것이 좋겠습니다.

# 64

광대뼈 주위로 진한 잡티 같은 것이 잔뜩 모여 있는데 피부과에서 후천양측오타모양 모반(ABNOM)이라고 들었습니다. 상당히 신경 쓰이는데, ABNOM은 왜 생기나요?

얼굴의 색소성 질환으로 병원에 찾아오시는 환자분들 가운데 가장 설명하기 힘든 질환이 바로 후천양측오타모양 모반(ABNOM, Acquired Bilateral Nevus of Ota-like Macules)입니다. 생긴 것은 꼭 기미나 잡티처럼 생겼는데, 잡티보다 훨씬 깊고 치료에 애를 먹기 때문입니다.

ABNOM은 불행히도 우리나라와 일본 여자에게 많습니다. 원인은 아직 잘 밝혀져 있지 않지만 호르몬과 연관된 것으로 보고 있으며, 오타 모반과 비슷하게 진피에 멜라닌 세포들이 많이 존재합니다. 얼굴의 양쪽 광대뼈 주위로 대칭적으로 작은 갈색 반점들이 무리를 이루어 모여 있으면 우선 이 ABNOM을 의심해보아야 합니다.

ABNOM은 일반 잡티보다는 좀 더 깊어 보이는 회갈색을 띠며, 오타 모반과는 달리 태어날 때부터 있지는 않고 사춘기 이후부터 조금씩 생기기 시작해 중년 여성에서 많이 봅니다. 그리고 일반적인 오타 모반과는 달리 얼굴 양쪽에 대칭적으로 발생하며 눈과 입안 등의 점막에는 존재하지 않습니다. 기미와 다른 점은 자외선의 영향을 받지 않으며 따라서 선크림의 도움도 별로 받지 못한다는 것입니다.

## 65 후천양측오타모양 모반(ABNOM)을 치료하려면 어떻게 해야 하나요?

ABNOM은 치료가 그리 수월하지는 않습니다. 일반 화학 박피술이나 미백연고 또는 $CO_2$나 Er:YAG와 같이 '피부를 깎아내는' 레이저로는 잘 치료되지 않습니다. 일반적으로 ABNOM의 치료에 사용되는 레이저는 Nd:YAG나 Alexandrite같은 레이저가 좋습니다. 이들은 표피에는 손상을 주지 않고 진피 안쪽 깊숙한 곳에 있는 색소 세포를 선택적으로 파괴할 수 있어 흉터가 남지 않는 좋은 치료법으로 인정받고 있습니다.

하지만 한두 번 치료하는 것으로는 안되며 대개 2~3개월 간격으로 5회 또는 그 이상 반복적으로 치료받아야 합니다. 최종적으로 완전히는 안 없어지고 조금은 색깔이 남는 경우가 드물지 않으므로 미리 설명을 자세히 듣고 치료를 시작하는 것이 좋겠습니다. 그리고 고출력의 레이저가 사용되므로 색소침착의 우려가 있어 치료 전후로 비타민-C 이온요법과 미백연고를 함께 사용하는 것을 권하고 있습니다.

# 66

사회생활을 하다보면 얼굴에 자꾸 신경을 쓰게 됩니다. 그런데 몇 년 전부터 양 눈가에 동전만한 크기로 검버섯 같은 것들이 자꾸 생기고 있습니다. 검버섯은 더 나이 들어야 생기는 것이 아닌가요?

검버섯은 의학적인 용어로는 지루각화증(seborrheic keratosis)이며, 흔히들 '저승꽃'으로 부르고 있습니다. 검버섯이 얼굴 여기저기에 나타날 때는 이제 저 세상으로 갈 때가 되었다는 의미일 것입니다. 하지만 현대의학의 발달로 저승 가는 날짜가 늦춰질 수도 있습니다. 검버섯은 숙련된 피부과 전문의라면 상당히 쉽게 치료할 수 있기 때문입니다.

검버섯은 대개 50대 이후의 노인들에서 흔히 보지만 20대부터 조그맣게 여기저기 생기는 경우도 자주 봅니다. 이런 경우는 '이 나이에 무슨 검버섯입니까' 하며 의사를 약간 미심쩍은 듯하게 바라보는 분들도 있지만 엄연히 검버섯입니다.

검버섯의 색깔은 처음에는 연한 갈색이지만 나이가 들수록 진해지는 경향이 있고 편평한 종류부터 사마귀처럼 많이 튀어오르는 종류까지 여러 가지가 있습니다. 그리고 일반적으로 얼굴, 목, 가슴 등 피지선 분포가 많은 부위에 흔하지만 팔, 다리 등 자외선 노출이 많은 부위에도 잘 생기고 등에 생기는 경우도 드물지 않습니다. 따라서 검버섯의 원인으로는 자연적인 피부노화와 자외선에 의한 일광노화를 모두 중요하게 생각합니다. 유전적인 경향도 있으며 갑자기 많은 검버섯이 가려움증을 동반해서 등 같은 곳에 생기면 나쁜 징후일 수 있으므로 꼭 피부과 전문의를 찾아가야 합니다.

## 67 검버섯은 어떻게 치료하나요?

최근의 검버섯 치료방법은 화학 박피와 레이저로 요약됩니다. 화학 박피의 경우 얼굴에 대단히 많은 숫자의 검버섯이 있는 경우에 유용한데, 화학 물질의 농도나 바르는 손가락의 힘을 섬세하게 조절하지 못하면 색소침착이나 흉터가 남을 우려가 있기에 꼭 숙련의에게 시술받으시기 바랍니다.

레이저는 $CO_2$, 즉 탄산가스 레이저가 많이 사용되어 왔으며 최근에는 Er:YAG와 같이 좀 더 정밀한 치료가 가능한 레이저가 각광을 받고 있습니다. 편평한 타입의 검버섯의 경우는 Nd:YAG나 Alexandrite 같은 레이저가 표피에 손상을 주지 않는 좋은 치료법으로 인정되고 있습니다. 시술 후 1주일가량 딱지가 생기는데 일부러 뜯어내지 말아야 합니다.

그리고 전기소작술(electrodessication)로 검버섯을 치료하는 경우를 가끔 보는데, 이 시술법에 익숙한 피부과 의사라면 전기소작술도 꽤 괜찮은 치료법입니다. 그리고 검버섯이 기분 나쁘다고 손으로 잡아 뜯다가 잘 안되니까 병원에 오시는 분들도 간혹 보는데, 흉터가 남을 우려가 있으니 절대로 손으로 뜯어내지 마시기 바랍니다.


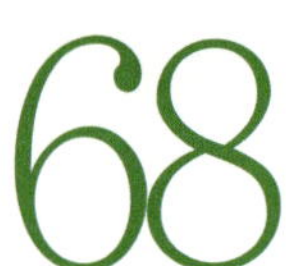 고등학생입니다. 얼굴에 점이 많아 '점순이'라고 놀리는 친구도 있습니다. 점에 대해 자세히 알고 싶습니다.


점이 한두 개 없는 사람은 별로 없습니다. 백인들의 경우 중년 이후엔 누구나 평균 2~3개 이상의 점을 가지고 있다고 합니다.

점박이나 점순이라는 말을 듣다가 결국 수십 개의 점을 한꺼번에 빼기 위해 병원을 방문하시는 분도 있고, 점은 한두 개에 불과하지만 워낙 피부가 깨끗해 '티 없고 점 없는' 얼굴을 위해 병원에 오시는 젊은 여성들도 있습니다. 일반적인 점(pigmentad nevus)이 건강에 해로운 면은 없지만 그래도 깔끔하고 세련된 인상을 주기 위해 치료를 원하는 경우가 점점 많아지고 있습니다. 특히 직장 면접이나 결혼을 앞두고 치료받는 경우가 많고, 최근엔 남자 환자들도 많이 늘었습니다.

점은 크게 세 종류로 나눕니다. 편평하고 매끈하면서 검은 색을 띠는 경계 모반(junction nevus), 튀어나왔으면서 색깔은 피부색을 띠는 진피 내 모반(intradermal nevus), 그리고 튀어나왔으면서 동시에 검은 색을 띠는 복합 모반(compound nevus)이 그것입니다. 현미경으로 자세히 들여다 보면 경계 모반은 점 세포들이 표피에만 머물러 있어 깊이가 별로 깊지 않고, 진피 내 모반은 점 세포들이 표피에는 없고 진피 깊숙이까지 들어가 있어 상당히 깊습니다. 그리고 표피 모반과 진피 내 모반의 구조가 합쳐진 것은 복합 모반이라고 이해하시면 됩니다.

**점은 요즘 레이저로 뺀다고 들었습니다. 어떤 치료법들이 있는지 알려주세요.**

점을 치료하는 방법은 1990년대 초까지만 해도 전기소작술이 주로 사용되었습니다. 전기소작술은 지금도 점이 눈가에 아주 가깝게 붙어있어 레이저의 부작용이 우려되는 등의 특별한 경우에 유용하게 사용될 수 있습니다. 그리고 TCA와 같이 산(acid) 성분으로 된 특별한 약품을 점에 발라 치료하는 화학 박피술도 제대로만 사용된다면 괜찮은 치료방법일 수 있습니다.

요즘 대부분의 피부과 전문의들에게는 전기소작술은 더 이상 친근한 장비가 아닙니다. 요즘은 대개 $CO_2$ 레이저로 태워서 없앱니다. $CO_2$레이저는 편평한 점에 효과가 좋고, 크기가 작고 깊이가 얕은 점은 한 번에 없어지며, 깊이가 깊거나 크기가 큰 점은 한 달 이상 간격을 두고 여러 차례 치료해서 없애는 것이 좋습니다. 크거나 깊은 점을 무리해서

한 번에 빼면 점은 없어지지만 깊게 파인 흉터가 생깁니다.

편평한 점을 좀 더 세밀하게 치료하거나 위로 튀어나온 점을 없앨 때는 어비움야그(Er:YAG) 레이저가 아주 좋습니다. 이 레이저는 정밀한 초소형 대패를 연상하시면 됩니다. 정상 피부의 손상은 최소화되면서 위로 튀어나온 높이를 거의 완전히 다 깎아낼 수 있습니다. 따라서 자신의 점이 너무 넓거나 높이 튀어나왔다고 생각하면 Er:YAG 레이저가 있는 병원을 방문하는 것이 좋을 겁니다.

그리고 지나치게 크거나 너무 깊은 점은 레이저로 치료하기 힘듭니다. 태어날 때부터 존재하는 선천성 모반의 경우는 더욱 그러합니다. 이런 점들은 수술적으로 제거하는 편이 낫습니다. 크기가 작으면 한 번에 다 떼어내고 크기가 크면 두세 번으로 나누어 제거합니다.

# 70 점을 빼려고 합니다. 특별한 주의사항이 있으면 알려주세요.

① 점을 뺀 후 1~2일 후부터 딱지가 앉기 시작해서 대개 1주일가량 지난 후에 떨어지게 됩니다. 일부러 딱지를 잡아 뜯으면 색소침착이나 흉터가 남을 수 있으므로 주의해야 합니다. 병원에서 스티커 같은 반창고를 붙여주는 경우도 많은데, 이 경우에는 얼굴에 최소한 1주일 정도

는 스티커가 붙어있도록 신경 쓰는 것이 좋습니다.

② 점 뺀 자리가 완전히 아물 때까지 전혀 세수를 하지 말도록 하는 경우가 있는데 원론적으로는 맞지만 현실적으로는 어렵습니다. 세수를 피하게 하는 이유는 첫째는 세균감염, 그리고 둘째는 딱지가 잘 안생기거나 일찍 떨어져 흉터유발의 가능성이 있기 때문입니다. 따라서 세수하시는 요령은, 우선 점 뺀 개수가 적을 때는 점 치료 부위를 피해서 세안하거나 물수건 같은 것으로만 얼굴을 닦아내는 것이 좋습니다.

점을 뺀 개수가 많을 때는 손으로 미리 비누거품을 충분히 낸 뒤 치료 부위에는 그냥 묻히기만 하시고, 물로 닦아낼 때도 '문질러' 세안하는 것을 피하고 물을 살짝 튀기거나 흐르는 물에 얼굴을 대고 있는 정도로 충분합니다. 수건으로 닦을 때도 절대로 문지르지 마시고 살짝 누르듯이 해서 물기를 닦아내는 것이 좋습니다. 세안이 끝나면 병원에서 준 항생제 또는 재생연고를 잘 발라두시기 바랍니다.

③ 점 뺀 부위에 화장을 하면 안 되는 것은 아닙니다. 오히려 선크림은 두껍게 바르는 것이 좋으며 색조화장도 치료 부위에 대한 자외선 노출과 색소침착을 줄이는 효과가 있어 권장되기도 합니다. 다만 나중에 클렌징할 때를 생각해서 그 때 박박 문질러 닦아내야 하는 화장을 피하는 정도로 충분합니다.

④ 점을 뺀 뒤에 대개 항생제연고나 피부재생 성분이 함유된 특수한

연고를 처방받게 됩니다. 치료 부위가 덧나거나 곪는 부작용이 없는 깔끔한 치료를 원한다면 열심히 연고를 바르는 것이 좋겠습니다. 다만 너무 두껍게 '떡칠' 해놓으면 나중에 연고 자체가 딱지처럼 두껍게 붙어 있게 되어 보기에 좋지 않고 떼어내기도 어렵습니다.

⑤ 깊은 점을 치료할 때 무리해서 한 번에 다 빼면 흉터가 남는 경우가 많습니다. 따라서 치료하는 의사 선생님과 미리 충분한 상담을 거쳐 1차 치료를 한 뒤 한 달 이상 지난 후 다시 병원을 방문해서 몇 차례 더 시술받는 것이 좋습니다. 물론 흉터가 좀 남더라도 점이 없어지는 것이 더 중요하다고 판단하시는 경우라면 한 번에 다 빼드립니다.

# 4

## 흉터와 문신

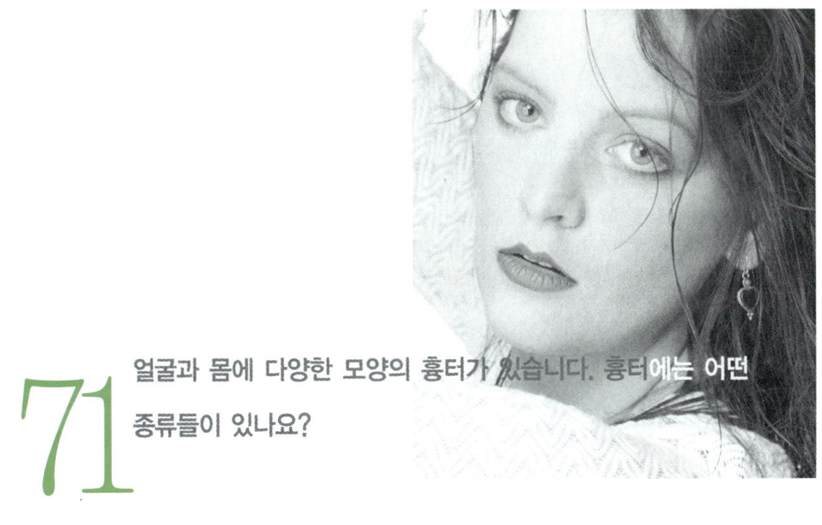

# 71

얼굴과 몸에 다양한 모양의 흉터가 있습니다. 흉터에는 어떤 종류들이 있나요?

영화에서 터프가이로 나오는 남자배우들의 뺨에는 대개 한두 개의 칼자국 흉터가 있기 마련이고, 수술로 출산한 산모의 배 한가운데는 기다란 수술 흉터가 자리 잡게 됩니다. 귀를 뚫고 그 부위에 왕방울만한 켈로이드 흉터가 생겨서 고민하는 젊은 여성도 많고, 홍수가 휩쓸고 지나간 자리에 벽이 무너지고 건물이 파손되듯 얼굴에 여드름이 지나간 자리에 깊숙이 파인 흉터들이 많이 생겨 마음 고생하는 분들도 자주 봅니다.

자, 그렇다면 '흉터'란 도대체 무엇을 말할까요? 흉터 즉, 반흔(scar)의 정의는 '외상(wound)이 치유된 후 그 자리의 피부 위에 남는 변성부분'으로 내릴 수 있습니다. 흉터의 가장 중요한 특징은 가만히 놓아두면 다시 원상회복이 안 된다는 것입니다. 한 번 생긴 흉터는 저절로는 다시 좋아지지 않는다는 뜻입니다.

흉터의 종류는 모양에 따라 위로 튀어나오는 비후성 반흔(hypertrophic scar)이나 켈로이드(keloid), 그리고 피부 속으로 깊숙이 파이는 위축성 반흔(atrophic scar)과 편평하게 생긴 흉터(normotrophic scar)로 나눌 수 있습니다. 비후성 반흔의 예로는 맹장수술이나 제왕절개수술 자국 같은 것이 있으며 켈로이드라고 하여 하나의 특별한 체질과 같은 흉터도 있습니다. 켈로이드 체질이 있는 분들은 피부에 상처가 나는 것을 조심해야 합니다. 상처가 아물면서 거의 항상 두툼하고 딱딱한 켈로이드라는 흉터가 생기기 때문입니다.

위축성 반흔의 대표적인 예는 여드름 흉터와 수두 자국 같은 것이 있습니다. 특히 여드름 흉터는 얼음송곳으로 푹푹 찔러놓은 듯한 특이한 형태를 가진 경우가 많으며, 수두 자국은 수 mm의 동그랗고 넓적하게 푹 파인 모양을 가지고 있습니다.

## 72 흉터는 어떻게 치료하나요?

흉터 치료방법은 종류가 많고 지금도 계속 새로운 방법이 개발되고 있습니다. 대략적으로 어떤 치료법들이 있는지 설명해 드리겠습니다.

① 바르는 약 : 약을 발라서 흉터가 사라진다는 것은 그리 쉬운 일은 아니지만 그렇다고 무시해도 좋을 만큼 효과가 없지도 않습니다. 우선 비후성 반흔이나 켈로이드 같이 많이 튀어나온 흉터라면 합성실리콘 또는 양파 추출물과 헤파린 성분이 들어간 특수한 연고를 장기간 바르면 흉터의 표면이 많이 매끄러워질 수 있습니다.

여드름 흉터와 같이 피부 속으로 많이 꺼져 들어간 흉터 또는 갑자기 키가 자라거나 임신 후에 생기는 튼살의 경우엔 합성비타민-A제제를 바르는 것이 도움이 됩니다. 이 연고는 피부의 재생을 도와 흔히 '재생 연고'로 부르기도 합니다. 여드름 흉터 박피수술 전에 2~4주 가량 도포한 뒤 박피를 하면 치료효과가 더 좋아지는 것으로 알려져 있습니다. 그리고 치료가 쉽지 않은 튼살의 경우에도 발생초기 즉, 아직 붉은기가 많이 남아있는 시기에 도포하면 분명히 치료효과가 있습니다. 부위에 따라 0.001%, 0.025%, 0.05%, 그리고 0.1%의 농도를 적절히 사용해야 부



필자의 병원에는 미스코리아 출신들이 자주 들러서 치료를 받는 편이다. 무료로 치료해주는 것도 아니고 무슨 협찬사로 나서본 적도 없지만 알음알음으로 온다. 혼자 오기도 하고 몇 명이 몰려서 오기도 한다. 한번 이들이 '뜨면' 옆에 있는 다른 환자들이 시선을 잘 떼지 못한다.

그런데 아무리 날씬하고 예쁜 그들이라고 해도 항상 외모에 대해 아쉬움을 느낀다는 사실이 참으로 신기하다. 보통 사람의 몇 배는 더 아름다운 미스코리아들이지만 더 예뻐지기 위해서, 그리고 현재의 아름다움을 유지하기 위해서 많은 노력을 한다. 원래 예쁘기도 했겠지만 꾸준한 노력이 오늘날의 그들을 만든 것이다. 그리고 보면 세상에 그냥 쉽게 얻어지는 것은 없는 것 같다.

작용이 없습니다. 대개 얼굴에는 0.025%, 몸에는 0.05%짜리를 밤에 한 번씩 바릅니다.

② 붙이는 약 : 위로 튀어 오른 흉터 치료에 최근에 피부과병원이나 약국에서 많이 구할 수 있는 패치(patch) 형태의 제제가 도움이 될 수 있습니다. 주로 합성실리콘으로 이루어진 이러한 패치는 각종 수술 후의 흉터예방 목적으로도 사용될 수 있습니다. 대개 12시간 이상 붙이고 있을 것을 권하며 낮에는 물에 잘 씻어 말려놓고 보관하면 됩니다.

③ 트리암시놀론(triamcinolone) 병변내 주사 : 비후성 반흔이나 켈로이드의 치료에 있어 피부과에서 가장 많이 시술되는 것이 바로 이 트리암시놀론 주사요법입니다. 1~2주 간격으로 여러 번 맞다보면 딱딱하게 튀어나왔던 흉터가 신기하게 부드러워지면서 가라앉기 시작합니다. 하지만 시술자의 숙련도나 흉터조직의 상태에 따라 오히려 피부 밑으로 꺼지는 부작용도 경험할 수 있으니 주의를 요합니다. 물론 이러한 부작용은 대개 일시적인 것이므로 곧 회복되기는 합니다.

④ 냉동요법(cryotherapy) : 드라이아이스나 액체질소를 이용한 냉동요법은 위로 튀어나온 흉터에 대해 트리암시놀론 병변내 주사와 함께 상당히 효과가 좋은 치료법입니다. 냉동요법은 사마귀 치료에도 효과적입니다. 다만, 큰 물집이 잡혀 고생하기도 하고 너무 큰 흉터에는 큰 도움이 안 될 수도 있으므로 피부과 전문의와 잘 상의한 후에 결정해야 합니다.

⑤ 크로스(CROSS, chemical reconstruction of skin scars) : 일부 병원에서 도트 필링이라고도 부르는 것으로 일종의 화학 박피 방법입니다. 원리는 흉터 속으로 특수한 장비를 이용해 TCA(trichloroacetic acid)를 주입하면 염증이 유발되고 콜라겐 합성이 촉진되어 결과적으로 새 살이 밑에서부터 차올라오면서 깊이가 얕아지는 효과를 보는 것입니다.

피부 속으로 깊게 파여진 형태의 흉터에 탁월한 효과를 발휘합니다. 효과가 강하여 1회만으로도 차도를 느끼는 경우가 많습니다. 대개 3~5회 정도의 치료면 충분한 효과를 볼 수 있으며, 치료 후 10일 정도 딱지가 생기고 그 후 1달 가까이 붉은 기가 살짝 남아있을 수도 있습니다. 넓어진 모공을 치료하는 방법으로도 많이 사용되고 있습니다. 현재 크로스요법은 전 세계적으로 우리나라에서 가장 활발하게 이루어지고 있습니다.

⑥ 레이저 박피 : 주로 여드름 흉터가 많은 환자에 사용되는 치료법입니다. 시술방법이 번잡하고 부작용이 우려되는 기계적 박피의 장점은 이어받고 단점은 보완한 것으로 보시면 됩니다. 즉, 레이저로 흉터의 경계부를 깎아 부드럽게 만들면서 함몰된 부위의 콜라겐 합성도 촉진시켜 피부를 차올라오게 하는 효과를 가지고 있어 전체적으로 흉터 부위가 상당히 부드러워집니다. 그리고 출혈이 많지 않고 10일 정도만 고생하면 일상생활에 큰 지장 없이 복귀할 수 있습니다.

어비움야그(Er:YAG) 레이저를 가장 많이 사용하는데, 시술 후 10일 쯤 지나면 딱지가 떨어집니다. 그 기간 동안에는 가능하면 특수한 붕대를 얼굴에 붙이고 있는 것이 좋고, 필요하다면 수일 간격으로 병원에 나와 특수한 드레싱을 받는 것이 좋습니다. 흉터의 심한 정도에 따라 4~6주 간격으로 2~4회 정도의 시술이 필요합니다. 크로스와 동시에 시행하면 시너지 효과를 볼 수 있고, 전체적인 치료횟수도 줄어들 수 있습니다.


⑦ 프랙셔날 레이저 : 셀라스나 프락셀 등으로 대표되는 이 새로운 레이저 시술은 피부에 수천 개의 작은 구멍을 뚫고 거기에 새로운 세포들이 합성되는 것을 통해 흉터를 메꾸어 나가는 방법입니다. 며칠 동안 얼굴이 붉어지기는 하지만 생활에 큰 지장이 있는 정도는 아닙니다. 2~4주 간격으로 몇 차례 시행할 수 있으며 호응도가 상당히 높습니다.


⑧ 필러(filler) 주사요법 : 여드름이 지나간 자리에 생기는 푹푹 파인 흉터는 매력적이지 않은 불청객임이 분명합니다. 그리고 어릴 때 수두를 앓고 지나간 자리에 3~5mm 정도의 직경을 갖는 동그란 피부함몰 부위가 생겨있는 사람을 상당히 자주 봅니다. 정작 본인은 큰 문제를 못 느끼는 것 같은데, 처음 보는 사람에게는 웬만한 점에 못지않게 눈에 잘 띕니다.


이런 경우에 필러를 이용하는 것이 큰 도움이 되는 경우가 많습니다. 주로 면접이나 결혼식을 얼마 앞두고 흉터 문제로 저에게 찾아오시는 분들의 가장 큰 고민은 '시간이 없다' 는 것입니다. 이런 분들에게는 크로스나 레이저보다 필러 주사가 보다 더 유용합니다. 특히 큰 흉터가 몇 개 눈에 많이 띌 때나 흉터의 깊이보다 넓이가 더 문제인 경우 등에 좋습니다. 흉터 한 개당 1~2분만 투자하면 비록 6~12개월 정도 후에 재치료가 필요하지만 상당기간 부드러운 인상을 줄 수 있습니다.

그리고 필러는 칼로 그은 자국같이 길이 방향으로 깊게 파인 흉터에도 많은 도움이 됩니다. 숙련된 시술자에게 시술된다면 거의 감쪽같이 없어질 수도 있습니다.

⑨ 흉터축소수술(scar revision) : 긴 흉터나 특별한 위치에 놓인 흉터는 성형외과적인 수술로 잘라내는 것이 도움이 될 수도 있습니다. 이 방법은 새로운 흉터가 또 생긴다는 단점은 있지만 원래의 흉터보다 크기가 줄어드는 효과가 있어 드물지 않게 시행되고 있습니다.

# 73 문신의 유래와 역사에 대해 알고 싶습니다.

최근에 국내의 어떤 유명 여성 댄스보컬그룹이나 영화에서 조직폭력배들의 여성 보스로 분장한 모 영화배우의 '진한' 문신이 사회적 관심이 되기도 했습니다. 그런데 이는 진짜 문신은 아니고 '헤나(Henna)' 라고 부르는 특수한 식물을 이용한 것으로 고대 이집트에서부터 그 기원을 찾습니다. 자연산 특수염료라고 생각하면 되며, 1주일 이내에 사라집니다.

우리가 흔히 말하는 '문신(tattoo)'의 사전적 의미는 '피부나 피하조직에 상처를 내고 물감(色素)을 들여 글씨, 그림, 무늬 등을 새기는 일'입니다. 즉, '영구적인 효과가 있는 피부착색'이라고 보시면 됩니다.

문신은 최근에 생긴 문화가 아닙니다. 고고학자들에 따르면 BC 2000년경의 이집트 미라와 당시 무덤에서 나온 인형에 벌써 문신이 나타나있었다고 합니다. 일반적으로 미개한 족속들이 문신을 행하는 경우는 성년의식을 할 때이며 이는 생물학적 존재에 불과한 한 사람이 사회적인 존재, 즉 씨족이나 부족의 일원으로 태어나는 것을 상징하는 것입니다. 이러한 성년의식적인 내용 이외에 주술적이고 종교적인 의례로 행해지기도 하며 장식(decoration)으로 행해지거나 계급을 상징하는 표식이 되기도 합니다. 액땜을 위해 행하는 경우도 있고, 어떤 사람들은 결혼이나 출산 때 호적 대신 행하는 경우도 있습니다.

문신의 방법은 크게 두 가지로 나눌 수 있습니다. 주로 피부색이 아주 어두운 족속에서는 피부에 상처를 내거나 칼질을 하여 문신을 새기고 피부색이 옅은 족속에선 색소를 사용하는 문신이 행해집니다. 전자와 같은 소위 '상흔 문신'은 아프리카나 중부 아메리카의 일부 족속, 그리고 고대 마야인들에게서 행해졌다고 합니다. 색깔을 입히는 문신도 그 역사가 상당히 오래되었습니다.

오늘날 과학이 발달하고 합리적 사고방식으로 무장된 서구문명의 유입으로 많은 나라들에서 '원시적인' 문신의 풍습은 많이 사라지고 있습니다. 하지만 순수한 '미용적' 목적에 의한 문신은 최근까지도 그 명맥이 이어지고 있으며, 에로틱한 문신이나 복수나 사회적 반항의 의미를 가지는 혐오스런 문신들도 계속 행해지고 있습니다.

그리고 최근에는 이른바 반영구 문신 또는 반영구 화장(semi-permanent makeup)이라 하여 기존의 문신이 가진 문제점을 해소한 새로운 문신기법이 인기를 끌고 있습니다.

**74** 요즘 몇 년 후에는 없어진다는 반영구 문신이 유행입니다. 의료 시술이어서 병원에서 시술받아야 한다는데, 정말 없어지는 건지, 그리고 안전한 건지도 궁금합니다.

기존의 문신방법은 주로 비의료인들에 의해 행해지며 진피 깊숙이 색소를 넣는 과정에서 간염이나 에이즈와 같은 세균감염의 위험, 켈로이드 등의 흉터 가능성, 문신색소에 의한 알러지나 이물반응, 그리고 한번 문신하면 평생 사라지지 않아 나중에 취향이 바뀔 때 치료에 어려움을 느낀다는 점 등이 사회적 문제로까지 대두되는 실정이었습니다.

하지만 반영구 문신은 천연원료로 된 염료를 상당히 얕게 주입하는 방식으로 병원에서 의료인에 의해 시술되므로 감염이나 흉터의 염려가 거의 없으며 대개 2~5년이면 저절로 사라진다는 점이 큰 장점으로 작용하고 있습니다. 반영구 문신 역시 비의료인에 의한 시술이 꽤 있는 것으로 보이지만 사회적 인식의 변화와 의료관련법의 규제로 인해 점점 의사들에 의한 체계적이고 전문적이고 안전한 시술이 보급되고 있습니다.

## 75 뭘 모를 때 팔에다 큰 문신을 하나 했었는데, 목욕탕 갈 때마다 보통 신경 쓰이는 게 아닙니다. 문신은 어떻게 지우나요?

문신이 저절로 없어지지 않는 이유는 간단합니다. 피부는 크게 표피, 진피, 피하지방으로 나누는데, 이 가운데 표피(epidermis)는 주기적으로 탈락과 재생을 반복하지만 진피는 그렇지 않습니다. 그런데 일반적인 문신은 모두 색소를 이 진피 속으로 깊숙이 찔러 넣는 것이므로 저절로 없어지지 않고 영구적인 것입니다.

그런데 문신을 할 때도 비의료인들에 의한 비의학적인 방법으로 하지만 지울 때도 의학적이지 않은 방법을 사용하는 사람들이 있습니다. 심지어 칼로 파내거나 담배로 지지는 등의 무지막지한 방법까지 사용해서 흉터가 커지는 등 문제만 더 키웁니다.

오늘날 문신을 제거하는 가장 일반적이고 확실한 방법으로 자리 잡은 것은 레이저 치료법입니다. 특히 큐스위치 방식이라고 하여 아주 짧은 시간 동안 긴 파장의 레이저를 방출시키는 레이저를 이용하면 표피의 손상 없이 진피 깊숙이 있는 문신 색소만 선택적으로 파괴할 수 있습니다. 큐스위치 방식의 Nd:YAG나 Alexandrite 레이저가 많이 사용되고 있습니다.

깊지 않은 문신은 1~2회의 레이저 치료로 거의 완전히 없앨 수 있고, 깊은 문신은 6~8주 간격으로 3~5회 정도 레이저를 시행하면 됩니다. 치료 직후엔 약간 진물이 나고 곧 딱지가 생기며 치료 부위에 멍이 들기도 합니다. 특히 눈 근처의 문신은 시술자의 숙련도에 많이 좌우됩니다. 그리고 치료 직후 효과가 바로 나타나는 것이라기보다는 레이저 시술 후 6~8주에 걸쳐 서서히 색소가 제거됩니다. 문신의 색깔은 검정색에 가까울수록 치료가 잘 되며 붉은색이나 노란색의 문신은



경기도 이천에서 한 달에 한 번은 꼭 올라와서 필자 병원에서 치료받으시는 젊은 여자분이 한 분 계신다. 남자친구가 군에 입대했는데 백령도에 배치되어 자주 보지 못하게 되었다고 하길래 위로하고 격려했던 것이 엊그제 같은데, 그 친구가 벌써 몇 달 전에 제대했다고 하니 그 새 몇 년 동안 많이 친해진 것 같다.

그런데 얼마 전에 하루는 아주 즐거운 얼굴로 '원장님, 저 차 샀어요.' 하는 것이 아닌가. 이제는 이천에서 강남역에 올 때 복잡하게 차 여러 번 갈아타지 않고 빨리 올 수 있다고 했다. 아니, 우리 병원에 더 잘 오려고 차까지 사다니…. 감동, 또 감동이었다. 물론 사실 남자친구와 데이트도 즐기고 회사일도 더 잘 하기 위해 구입했겠지만 그래도 내 동생이 차를 산 것처럼 나도 즐거워졌다.

특수한 파장의 레이저를 이용해야 합니다.

　팔이나 등에 있는 큰 문신을 가지고 피부과를 찾는 남성들도 많습니다만, 중년여성 가운데 눈 근처에 이전에 멋모르고 행했던 '영구적이고 부자연스러운' 문신을 지우고 산뜻한 '반영구' 문신을 하기 위해 병원을 찾는 환자가 늘고 있습니다. 눈썹이나 속눈썹의 문신을 다 지우지 않고 마음에 들지 않는 모양만 살짝 제거하는 실속파 환자들도 늘고 있습니다. 시대의 변화를 읽게 하는 대목입니다.

# 5

영구 제모

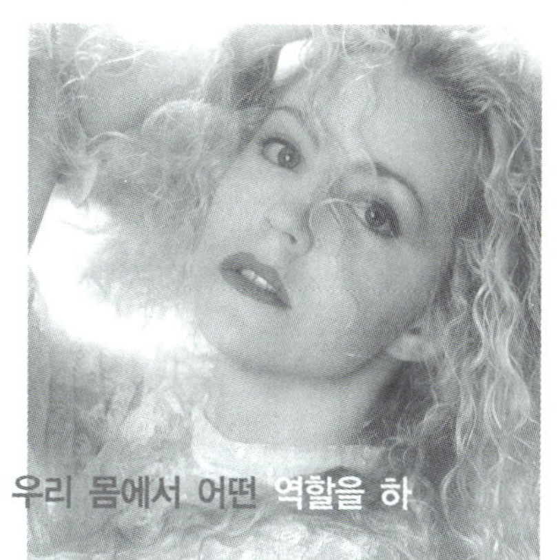

# 76

몸에 털이 너무 많아요. 털은 우리 몸에서 어떤 역할을 하나요?

털 즉, 모발(hair)에 무슨 중요한 기능이 있을까 싶겠지만 사실 모든 포유동물에서 털은 고유의 중요한 역할을 담당합니다. 일반적인 털의 중요한 기능을 요약해보면 다음과 같습니다.

① 피부보호 : 털은 피부나 두피를 보호하는 기능이 있습니다. 외부의 잦은 마찰이나 작은 충격으로부터 피부의 손상이나 두피, 나아가서 두개골 내의 두뇌를 보호함으로써 의복이나 헬멧이 피부와 머리를 보호하는 것 이상의 중요한 역할을 수행합니다.

② 체온유지 : 아무 옷도 입지 않은 동물들이 한겨울에 추위를 이겨내는 비결은 두터운 털에 있습니다. 즉, 털은 우리 몸에서 나는 열의 발산을 억제해서 체온을 유지하는 기능이 있습니다. 사람은 대부분의 피부가 털이 별로 없고 맨질맨질한 편이어서 이러한 기능이 크게 중요하지는 않습니다. 하지만 사람의 피부에도 기모근(arrector pili)이라는 아주

작은 근육들이 모든 모낭에 붙어있어 날씨가 추워지면 모낭을 잡아당겨 털이 서게 되는 현상을 관찰할 수 있습니다. 동물들의 경우 이러한 현상을 통해 털 사이에 공기층이 잘 형성되어 보온의 효과가 있다고 합니다.

③ 성적인 기능 : 사람의 몸에서 털이 많이 나있는 부위의 모발들은 대부분 남성미나 여성미가 돋보이게 하는 중요한 기능을 가지고 있습니다. 아무래도 대머리 남성은 그렇지 않은 남성들에 비해 여성들에게 성적인 매력을 좀 더 적게 발산하는 경향이 있으며, 여성의 길고 곧은 건강한 머리카락은 여성을 더욱 매력적으로 보이게 합니다. 털은 이차 성징(secondary sexual character)의 중요한 표식이 됩니다.

④ 전반적인 건강의 바로미터 : 애완동물을 고를 때도 털에 윤기가 없고 색깔이 선명하지 못하면 건강하지 않은 동물로 판단하는 경향이 있습니다. 사람의 경우 원형 탈모증이나 지루성 피부염에 의한 탈모 또는 갑자기 심하게 진행되는 남성형 탈모는 일반적으로 스트레스가 너무 많다는 반증이 됩니다. 또한 몸의 영양상태가 좋지 않으면 털에 윤기가 없고 잘 부스러집니다.

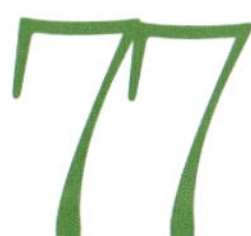

## 털의 종류와 그 일생(?)에 대해 알려주세요.

사람은 다른 포유동물들처럼 온 몸에 털이 잔뜩 두껍게 나있지는 않지만 머리, 눈썹, 코밑, 턱, 겨드랑이, 음부 등에 많은 수의 두꺼운 털이 존재하며 사람에 따라 팔, 다리 등에도 빼곡하게 진한 털들이 자리 잡고 있습니다.

성인에게는 크게 두 종류의 털이 존재하는데, 하나는 아주 가늘고 짧은 '연모(vellus hair)'이고 또 다른 하나는 머리카락 등에서 보듯 두껍고 긴 '성모(terminal hair)'입니다. 이외에도 태어날 때 잠깐 존재하는 '취모(lanugo hair)'라는 털이 있고, 또 연모와 성모의 중간 크기인 '중간모(indeterminate hair)'라는 깃도 있습니다.

우리 몸은 손바닥과 발바닥을 제외하고는 대부분 연모로 싸여있으며, 그 수는 500만 개에 달한다고 합니다. 성모의 대표적인 예는 머리카락으로 두피(scalp)에는 약 10만 개의 머리카락이 존재한다고 알려져 있습니다. 하루에 0.34mm씩 성장하므로 한 달이면 대략 1cm 가량 자라게 됩니다.

사람은 다른 동물들에서 보듯 모든 털들이 동시에 빠지는 '털갈이'는 없고 각 모발에는 크게 세 단계로 나뉘는 독자적인 일생이 존

재합니다. 즉, 생장기(anagen), 퇴행기(catagen), 그리고 휴지기(telogen)가
그것입니다.

생장기는 대개 3~4년(머리카락은 2~6년)에 걸쳐 털의 길이가 자라
고 두께가 자라는 기간입니다. 머리카락의 약 85~90%가 생장기 모발
이라고 보시면 됩니다. 그 후 퇴행기라고 하여 약 3~4주에 걸쳐 성장
이 멈추는 기간이 있습니다. 그리고는 약 3~4개월에 걸쳐 휴지기라는
기간을 거치는데, 이 시기에 모발은 자신의 일생을 마치고 빠지기 직전
의 상태로 됩니다. 머리를 감거나 잠을 잔 후 베개에 빠져있는 머리카
락은 대개 이 휴지기의 털들입니다. 휴지기의 모발은 머리카락 전체의
10~15%에 해당합니다.

# 78 털이 많이 나면 '다모증' 인가요?

다모증(hypertrichosis)은 말 그대로 털이 '너무 많이 난' 상태를
의미합니다. 하지만 털의 많고 적고는 어느 정도는 상대적인 것이며 여
기에는 유전적인 경향이 있고 남성호르몬의 영향도 받습니다.

여성의 경우는 대개 털이 없는 곱고 매끄러운 피부를 선호하는 반면
남성들은 어느 정도 털이 많이 나있는 피부를 선호하는 경향이 있어왔

습니다. 하지만 이러한 경향도 어디까지나 상대적인 것이고 각 나라와 시대의 문화적 배경에 따라, 개인적 취향에 따라 다르게 나타나고 있습니다. 의학적인 관점에서의 다모증은 '비정상적으로' 과도하게 털이 많은 상태를 의미합니다.

대한피부과학회에서 발간한 《피부과학》교과서에 따르면 다모증의 형태를 몇 가지로 나누어볼 수 있습니다. 우선, 국한성선천성 다모증(localized congenital hypertrichosis)은 말 그대로 태어날 때부터 몸의 어느 일정 부위에만 집중해서 털이 많이 난 상태를 말합니다. 대개 선천성 모반(congenital hairy nevus)과 함께 나타납니다.

두 번째는 국한성후천성 다모증(localized acquired hypertrichosis)로서 몸의 일부에 심하게 털이 많이 났지만 나이가 들면서 발생하는 경우입니다. 베커씨 모반(Becker's nevus)의 경우가 대표적인데, 이 모반은 갈색반점은 태어날 때부터 생기지만 털이 많이 나는 것은 대개 사춘기를 전



가족 간의 따뜻한 사랑을 주제로 그림 그리는 것으로 유명한 서양화가 K 교수님께서 필자의 병원에 자주 발걸음을 하신 적이 있다. 오실 때마다 인생에 대해 구수한 말씀을 들려주고 가고는 하셨다. 예술의 전당에 가서 그분의 그림들을 본 적이 있었는데 바라볼수록 가슴이 따뜻해지는 것을 느낄 수 있었다.

그런데 교수님께서 어느 날인가 갑자기 필자의 이름을 한자로 적어달라고 하셨다. 그래서 적어드렸는데 며칠 뒤 그 바쁘신 분이 내게 인감을 하나 새겨서 가져오신 것이 아닌가. 아주 귀한 재질로 된 인감이라고 설명해주셨다. 필자는 염치없게도 와이프의 한자까지 알려드렸고 교수님은 흔쾌히 하나 더 만들어주셨다. 교수님께서 몸소 새겨주신 부부 인감은 지금까지 처음이라고 하셨다. 나중에 굉장히 비싸질 것 같다^^. 교수님, 감사합니다. 오래 오래 사세요.

후해서입니다. 이외에 스테로이드연고를 특정 부위에 계속 바른 후 발병하는 경우도 자주 봅니다.

전신성선천성 다모증(generalized congenital hypertrichosis)은 대개 임신 시에 산모가 술이나 특정 약물을 복용했을 때 나타날 수 있으며 온 몸에 솜털이 거의 10cm까지 자라서 감싸게 됩니다. 이에 비해 전신성후천성 다모증(generalized acquired hypertrichosis)은 특정 질병을 앓거나 스테로이드 같은 약물을 장기간 복용할 때 생기는 것으로 그리 많이 보는 질환은 아닙니다.

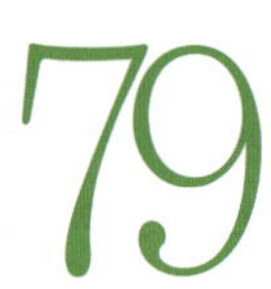 털을 없애려고 집에서 족집게를 사용하고 있습니다. 계속 족집게로 뽑아내도 피부에 문제가 없는지 모르겠네요^^.

털을 없애는 방법은 최근 레이저 제모가 도입되기 전인 1990년대 말까지 아주 다양한 방법들이 개발되었고 지금도 레이저 제모비용에 부담을 느끼는 분들이 이런 민간요법을 많이 애용하시는 것 같습니다. 하지만 제모비용이 상당히 저렴해진 지금으로서는 자가요법들은 불편하고 부작용도 많은데다 효과가 극히 일시적이어서 별로 권장되지 않습니다. 영구적인 제모를 궁극적인 목표로 삼으신다면 가까운 전문 피부과병원을 방문하셔서 최신 치료방법들에 대해 제대로 상담 받아보시기 바랍니다.

가장 흔하게 사용되는 자가요법은 아무래도 족집게로 직접 털을 뽑아버리는 것일 겁니다. 족집게로 뽑기 전에 피부를 미리 얼음으로 냉각시킨 뒤 뽑으면 통증도 적고 염증도 줄어드는 효과가 있습니다. 뽑기 전에 미리 소독약을 바르고 털을 뽑은 후에도 항생제연고를 발라주면 세균감염의 가능성을 줄일 수 있습니다. 뽑는 방향은 털이 자라난 방향으로 하는 것이 좋고, 눈썹은 반복적으로 뽑다보면 모낭에 손상을 입어 털이 안 나오는 수가 있으니 주의를 요합니다.

의학적으로는, 멀쩡하게(?) 모공에 잘 박혀있는 털을 물리적인 힘을 주어 자꾸 뽑아내는 것이 모낭에 손상을 주고 모낭염을 자주 일으키며 더 심하게는 흉터를 유발할 수도 있다고 보고 있습니다. 당장은 치료비가 거의 안 들고 가장 손쉽게 털을 제거하는 방법일 수 있지만, 장기적으로 보면 털을 뽑는데 들이는 시간적 정신적 스트레스가 상당한데다 나중에 모낭염에 의한 색소침착이나 흉터 같은 것이 생기면 그 자체를 치료하는 것도 만만치가 않은 일인지라 전혀 권하고 싶지 않습니다.

**80** 저희 집에는 면도기가 두 대 있습니다. 남편과 제가 각각 사용하는 용도입니다. 남편은 얼굴에, 저는 주로 다리에 사용하고 있습니다. 면도를 하는 것이 나쁜 방법은 아니겠지요?

보기 싫은 털을 없애는 흔한 방법 중 하나는 '면도'입니다. 따지고 보면 성인 남성들은 매일 아침마다 부지런하게 제모하면서 사는 셈입니다. 여성들의 경우에도 면도는 제모방법으로 꽤 널리 사용되고 있습니다. 다리나 팔의 제모뿐만 아니라 눈썹을 다듬는 목적으로도 많이 사용됩니다.

물론 면도는 털이 뽑히는 것이 아니라 중간에서 짤리는 것이므로 사실상 '제모'라기보다는 '삭모(削毛)'라고 할 수 있습니다. 따라서 털이 그리 많지 않은 사람도 면도한지 2~3일만 지나면 다시 털 때문에 신경이 쓰이게 됩니다. 족집게로 뽑는 것보다는 피부에 자극이 적지만 남자들이 아침마다 면도하는 것이 멋있게 보였던 분이 아니라면 별로 추천하고 싶지 않습니다. 면도하는 것을 귀찮아하는 남자들이 생각 외로 많습니다.

면도 시에는 비누거품이나 남자들이 쓰는 셰이빙 폼을 미리 바르고 깎는 것이 칼날과 피부와의 마찰을 줄여 피부염이나 염증이 발생하는 것을 예방할 수 있습니다. 그리고 1회용 면도기를 여러 번 사용하는 것은 피하는 것이 좋으며, 여성 전용 전기면도기를 쓰는 것도 좋은 방법입니다.


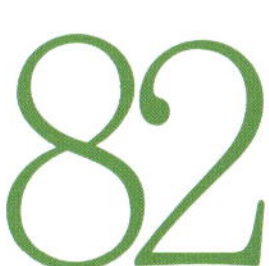

**81** 친구의 권유로 왁스를 사용해서 털을 없애고 있습니다. 너무 아파서 이제는 그만두려고 합니다. 왁스가 저에게만 안 맞는 것인지요?


탈모 전용왁스는 효과는 뚜렷한 편이지만 자극성 피부염의 원인이 되는 경우도 꽤 있으므로 너무 자주 사용하는 것은 좋지 않습니다.


크림 타입으로 된 왁스는 바르고 나서 5~10분 후 스파츌라 같은 것으로 부드럽게 긁어내는 방식이며, 스트립으로 된 왁스는 털이 자라는 방향으로 10초 정도 눌러 붙인 뒤 털이 자라는 방향과 반대방향으로 단숨에 떼어내는 방식입니다. 통증이나 피부자극 증상이 심한 경우는 당연히 왁스에 의한 제모를 중지하고 피부과 전문의를 찾아가야 합니다.


**82** 직장 동료가 표백제를 사용해서 털의 색깔을 뺀다는 말을 했습니다. 그게 정말 가능한가요?


털을 제거하려는 노력은 털의 색깔을 희게 만들어 잘 안보이

게 하는 쪽으로도 발전하였습니다. 일반적으로 팔, 다리 등 털의 두께
가 가늘고 길이가 짧은 부위에 도움이 될 수 있습니다.

보통 두세 티스푼 분량의 과산화수소수에 암모니아 서너 방울을 섞
은 뒤 거즈에 적시고 약 10~20분 정도 표백을 원하는 부위에 올려놓습
니다. 또는 표백크림을 쓰기도 하며, 생각보다 효과가 좋은 경우도 있
습니다. 하지만 털의 성장과정엔 아무 영향을 주지 않는 치료방법이
므로 며칠만 지나도 거뭇거뭇한 본래의 털색깔이 튀어나오기 시작
합니다. 흰색 페인트를 뒤집어쓴 검은색 강아지가 흰색 강아지들 사이
에서 처음에는 구분이 잘 안되다가 며칠 지나면 자연스럽게(?) 구별되
는 것과 마찬가지 원리입니다.

## 83

전기로 다리털을 없앤다는 말을 들은 적이 있습니다. 효
과가 영구적이라고 하더군요. 전기로 제모하는 것은 어떤
건가요?

영구 제모에는 전기 제모와 레이저 제모의 두 가지가 있습
니다. 전기 제모의 역사는 꽤 오래된 것으로 레이저 제모가 곧 영구 제
모와 동의어인 것처럼 굳어진 지금도 특별한 경우에는 피부과에서 시
행되고 있습니다.

전기로 제모하는 방법에는 크게 세 가지가 있습니다. 시간이 오래 걸

리지만 확실한 효과가 있는 '직류전기를 이용한 제모'와 시간이 짧게 걸리는 '고주파 교류전류를 이용한 제모', 그리고 이 둘을 혼합한 방법이 그것입니다. 자세한 방법은 일반 환자들이 알 필요는 없지만, 중요한 사실은 전기 제모는 시간이 상당히 많이 걸리고 때로는 모공 주위로의 흉터 발생 가능성도 배제할 수는 없다는 것입니다. 다리를 제모할 때 보통 10시간 이상 소요됩니다. 레이저 제모의 30분에 비하면 턱없이 긴 시간입니다.

**84** 요즘 레이저 제모를 받는다며 직장 동료들이 줄줄이 피부과로 향하고 있습니다. 레이저 제모가 어떻게 하는 것인지, 안전한 것인지, 그리고 몇 번이나 해야 하는 것인지 등을 알고 싶습니다.

최근 몇 년 사이에 레이저 제모 기계를 갖춘 피부과병원의 수가 많이 늘어나 가격도 저렴해지고 시술경험도 많이 쌓였습니다. 레이저로 털을 없애는 원리는 생각보다 간단합니다. 즉, 검은 색소에 잘 흡수되는 특별한 긴 파장의 Nd:YAG나 Alexandrite 레이저를 털이 있는 부위에 쐬면 다른 피부조직에는 손상이 거의 없는 상태에서 털과 모낭 속의 멜라닌 색소만 선택적으로 강한 열손상을 받아 파괴되는 것입니다.

하지만 모든 털이 레이저에 똑같이 손상받는 것은 아니며 1회의 레이저 시술로 대략 20~30% 정도의 털이 손상되어 없어집니다. 따라서 모든 털이 다 없어지려면 5회 정도의 레이저가 기본적으로 필요한 것입니다. 물론 경우에 따라서는 그 이상의 치료가 필요한 경우도 있으며, 대개 1~1.5개월 정도의 간격으로 시술하게 됩니다. 일반적으로 레이저 제모는 털이 두꺼울수록, 검을수록, 피부가 얇을수록, 피부색이 백인에 가깝게 흴수록 잘 되는 것이 보통입니다.

레이저 제모의 장점은 다음과 같습니다.

① 대단히 신속하게 치료할 수 있습니다. 겨드랑이의 경우 양쪽 합해서 5분도 안 걸리며 다리 전체를 치료하더라도 30분 정도 걸립니다.
② 시술시 통증이 적어 부위가 작을 때는 마취 없이 시술할 수도 있습니다.
③ 시술 후 일상생활이 즉시 가능하며, 흉터나 자국이 남지 않습니다.
④ 전기 제모와는 달리 털을 기르지 않고도 제모가 가능합니다.
⑤ 신체 모든 부위의 털을 제거하는 것이 가능합니다. 비키니 라인이나 눈썹, 콧수염, 구레나룻, 이마, 가슴, 항문 주위 등 부위의 제약이 없습니다.

# 85 레이저 제모를 받으려고 합니다. 치료 전후에 주의할 사항은 어떤 것이 있나요?

레이저 제모를 하기 전의 일반적인 주의사항은 다음과 같습니다.

① 미리 면도를 하고 오시면 시간을 절약할 수 있습니다. 너무 바짝 깎으시는 것보다는 3~5mm 정도 눈에 살짝 보일 정도 남겨 놓는 것이 좋습니다. 따라서 평소에 면도하시던 분이라면 내원 1주일 전까지만 면도하는 것이 좋은데, 시술의사의 경험이 풍부하다면 바로 전날까지 면도하셨어도 치료결과에 별 차이는 없습니다. 그리고 면도를 못하고 오시는 분들은 병원에서 해드리니 너무 걱정하지 마시기 바랍니다.

② 털을 미리 뽑고 오는 것은 레이저 치료효과를 떨어뜨립니다. 최소한 레이저 2~3주 전까지는 족집게나 왁스로 털 뽑는 것을 중지하고 오시기 바랍니다.

③ 피부색이 어두운 사람일수록 레이저의 효과가 다소 떨어질 수 있으며, 특히 시술 전에 선탠을 하는 것은 피하는 것이 좋습니다.

시술 후에 주의할 사항은 다음과 같습니다.

① 시술 당일에는 음주, 사우나, 때밀이 등을 삼가시는 것이 치료 부위의 빠른 회복을 위해 좋습니다.

② 시술 직후 사람에 따라 몇 시간 정도 치료 부위가 붉어질 수 있지만 대개 아무 문제없이 사라집니다. 혹시 다른 사람보다 과도하게 붉어지는 경우 피부과에서 적절한 약을 처방받아서 복용하거나 바르시면 곧 해결됩니다.

③ 레이저 시술 후에는 아무래도 피부가 좀 건조해지는 경향이 있으

므로 바디로션이나 보습제를 발라두는 것이 좋습니다.

④ 레이저 제모 부위에 강한 자외선을 쬐는 것은 일반적으로 별로 좋지 않습니다. 따라서 한 여름철에 팔이나 다리 등 노출 부위를 제모하셔야 한다면 치료 후 며칠간은 자외선 차단크림을 듬뿍 바르시거나 긴 옷을 입고 다니시는 것이 좋습니다.

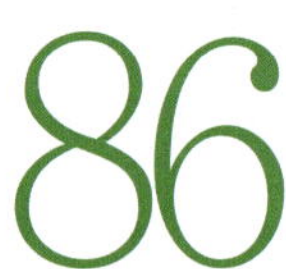 겨드랑이 털 때문에 제모를 받으려고 합니다. 다른 부위에 비해 미리 알고 있어야 할 사항이 있나요?

병원에 제모하러 오는 환자분들의 거의 절반 이상은 겨드랑이 털을 제거하기 위해 오는 것으로 보입니다. 이 부위는 특히 여성의 경우 민소매 옷을 입을 때 신경이 많이 쓰이는 곳으로 아마도 다른 곳은 면도해본 경험이 별로 없어도 겨드랑이 털은 면도기로 밀어본 경험이 있는 분들이 많으실 겁니다.

겨드랑이 털은 일반적으로 두껍고 길며, 팔이나 다리와 같은 다른 부위의 털이 별로 문제가 안 되는 상황에서도 겨드랑이 털은 상당히 신경 쓰이고 가리고 싶어하는 부분입니다. 여성의 경우 지저분하게 보이는 편견이 있는 것도 사실입니다.

레이저 시술은 양쪽 겨드랑이를 합해서 3~5분 정도면 충분합니다.

통증에 너무 민감하신 분들은 30분 정도 미리 마취크림을 바른 뒤 시술
하기도 합니다만, 대개 약간 따가운 정도의 느낌이 있을 뿐입니다. 시술
후에는 냉찜질을 1~2분 정도 해드립니다. 시술 후 특별한 주의사항은
없으며 즉시 일상생활이 가능합니다. 겨드랑이는 한 달 간격으로 5~6회
정도면 거의 다 없어지는 경우가 대부분입니다.

# 87 팔과 다리에 털이 거의 원시인 수준으로 많습니다. 어떻게 치료해야 하는지 알려주세요.

겨드랑이나 콧수염 다음으로 환자들의 문의가 많은 부위는
종아리입니다. 대부분의 사람들이 팔보다 다리털이 더 두껍고 검은 경
향이 있고, 또 여성들의 경우에 치마를 입을 때 다른 부위에 비해 종아
리 털이 두드러져 보이는 경우가 드물지 않기 때문입니다. 특히 따님
의 제모를 위해 병원을 함께 방문한 어머님들이 가장 흔히 함께 제
모를 받으시는 부위가 바로 종아리입니다. 종아리 털이 오랫동안 스
트레스였다고 말씀하시는 중년 여성분들이 적지 않습니다.

그리고 요즘은 팔과 다리 전체를 제모하기 위해서 병원을 찾는 환자
분들도 많아졌습니다. 이전에 비해 노출이 더 흔해진 탓인 것 같습니다.

치료는 우선 마취연고를 바르고 약 30~60분 정도 비닐랩으로 싸서

충분히 마취를 시킨 뒤 레이저 시술에 들어갑니다. 대개 팔은 전체가 20분, 다리는 30분 정도 걸리며 종아리만 할 때는 15분, 팔뚝은 10분 정도 소요됩니다. 시술 직후 몇 분간 냉찜질을 해드리며 곧바로 일상생활을 하시는데 별 지장이 없습니다. 4~6주 간격으로 5~6회 정도 치료하면 되며, 경우에 따라 몇 번 더 시술받는 경우도 있습니다. 그리고 시술 직후에는 며칠간 자외선 노출을 피하시는 것이 좋습니다.

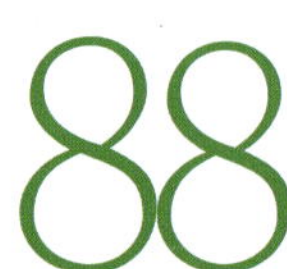 **콧수염이 두꺼워 꼭 남자 같다는 말을 듣습니다. 콧수염은 어떻게 제모하는 건가요?**

남성들의 경우 코밑 털을 매일 면도하는 것이 별로 불편하게 느껴지지 않고 또 코밑의 털이 면도된 깔끔한 형태로 잘 정리되어 있는 것이 세련되어 보이기까지 합니다. 하지만 여성의 경우 그것이 두꺼운 털이건 잔털이건 코밑에 털이 보이는 것은 일반적으로 아무리 옷을 잘 차려입었어도 인상을 세련되지 않게 보이게 합니다.

그리고 여성이 코밑을 매일 면도하는 것도 쉽지 않은 일이며 점점 두꺼워지는 콧수염을 바라보는 것은 아주 짜증나는 일이 되기도 합니다. 남성의 경우에도 지나치게 털이 많으면 면도에 한계가 있고 또 얼굴이 지저분하게 보이기 쉬워 콧수염이나 턱수염을 모조리 제모해버리려는 생각에 이르게 됩니다.

콧수염 제모는 아마도 모든 제모 중에 가장 시간이 적게 걸리는 일일 겁니다. 마취는 간단한 냉동마취 정도로 충분하며 레이저 시술에는 고작 1~2분 정도 걸리고 바로 일상생활을 하실 수 있습니다.

최근에 많은 서양 남성들과 비교적 많은 수의 한국 남성들이 콧수염, 턱수염, 그리고 구레나룻 부위를 일거에 제모해 버리려고 병원에 내원하는 경우가 많아졌습니다. 이런 분들의 고충은 면도에 시간이 너무 많이 소요되며 조금만 소홀해도 얼굴이 지저분해 보인다는 것입니다. 콧수염, 턱수염, 그리고 구레나룻을 모두 제모하는 경우는 마취에 30~40분, 시술에 10~15분 정도 소요되며 이렇게 몇 차례 시술받으시면 평생을 면도하지 않고 살 수 있습니다.

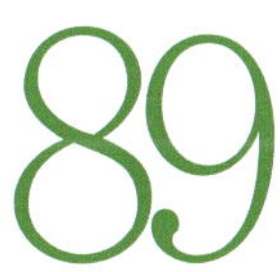 이마가 좁아서 스트레스를 받습니다. 지금은 제모 레이저로 이마를 넓힐 수 있다고 들었는데 어떻게 하는 치료인지 설명해주세요.

이마가 좁은 경우 면도를 할 수도 있지만 검은 털들이 모공에 그대로 비쳐보이기 때문에 별로 결과가 좋지 않습니다. 하지만 레이저 제모의 기술이 발달한 지금은 이마가 좁게 보이는 분들의 문제가 좀 더 과학적이고 깔끔한 방법으로 해결되고 있습니다.

좁은 이마를 넓게 보이게 하기 위해 제모 레이저를 시술받는 환자는 여성보다 남성에서 더 많은 것 같습니다. 그것은 아마도 이마가 좁으면 대머리만큼이나 사회생활에서 불편함을 많이 겪기 때문이 아닌가 합니다. 이마가 좁은 만큼 생각도 좁은 사람일 거라는 편견의 대상이 되기도 하고 첫인상에서 뭔가 손해를 보게 되고 결국엔 자신감을 잃기도 합니다.

이마 제모는 우선 피부과 전문의와의 제대로 된 상담이 선행되어야 합니다. 어떤 경우는 정말 이마가 좁은 것이 아니라 항상 이마의 근육이 수축해있어서 이마가 좁아 보이는 경우도 있기 때문이고 이럴 때는 차라리 보톡스 시술로 근육을 풀어주는 것이 훨씬 낫습니다.

이마 제모를 위해서는 우선 디자인이 중요합니다. 경험이 많은 전문병원을 방문하셔서 충분한 진료를 받으신 뒤 마음에 드는 디자인으로 면도를 합니다. 마취연고는 30~60분 정도 바르며 시술에는 10분 정도 소요됩니다. 치료 직후 냉찜질을 하게 되고, 4~6주 간격으로 5~6회가량 시술받으시면 됩니다.

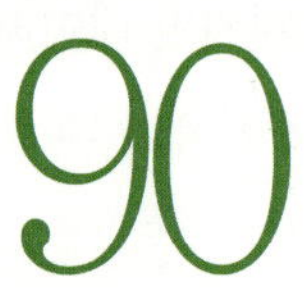

**90** 수영복을 자주 입는데 깔끔하게 보이고 싶어 비키니라인의 털을 제거하려고 합니다. 어떻게 치료하는 건가요?

많은 여성들이 수영복을 입을 때 비키니라인에 얼마나 신경을 쓰는 지 남성들은 잘 모릅니다. 비키니 부위는 털이 두껍고 길면서 겨드랑이에 비해 면도가 그리 쉽지 않아 지금까지는 여름철마다 반복적으로 많은 여성들에게 큰 스트레스로 작용해왔습니다.

우선 원하시는 모양으로 면도를 하고 오시거나 전문 피부과병원의 경험 많은 간호사들이 면도를 해드립니다. 이 부위의 디자인은 천편일률적인 것이 아니며 각자 선호하는 모양이 다르기 마련입니다. 마취연고는 30~60분 정도 바르면 충분하며, 레이저 시술에는 약 5분 정도가 소요됩니다. 시술 중에 국부는 가리면서 시술합니다.

치료 직후 일상생활에 지장이 없고 노출되는 부위가 아니므로 자외선에 신경쓰실 필요도 없습니다. 하지만 곧 수영복을 입어야 하는 상황이라면 며칠간 치료 부위에 선크림을 바르시면서 활동하시면 됩니다. 대개 4~6주 정도 간격으로 5~6회 정도의 시술을 받으시는 것으로 충분합니다.

# 6

## 웰빙 레이저

### 폴라리스 / IPL / 셀라스

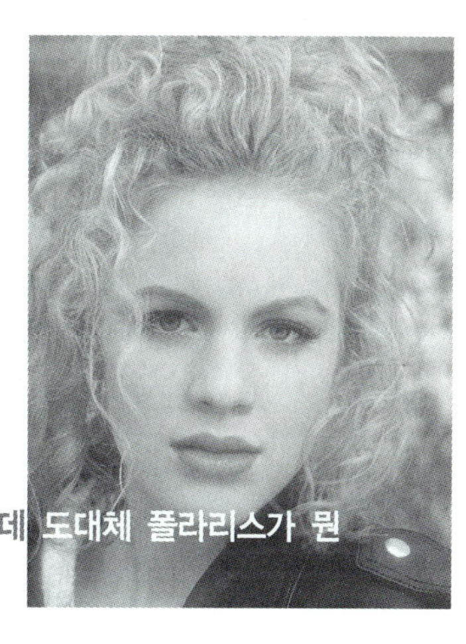

# 91

사람들이 폴라리스, 폴라리스 하는데 도대체 폴라리스가 뭔가요? IPL과는 어떻게 다른가요?

미용피부과 영역에서 최근에 가장 많은 주목을 받고 있는 레이저가 두 가지 있다면 그것은 바로 IPL(intense pulsed light)과 폴라리스(radio frequency)일 겁니다. '웰빙' 레이저라는 타이틀에 가장 잘 어울리는 두 레이저가 있다면 바로 이들입니다. 딱지가 안 생기면서 피부를 젊어지게 만들고 오랫동안 피부에 보약 같은 효과를 준다는 의미에서 그렇습니다.

IPL은 특정파장만을 강하게 증폭해서 치료하는 일반 레이저와는 달리 상당히 넓은 파장대를 한꺼번에 증폭해서 쏘아주는 레이저입니다. 따라서 기존 레이저 여러 대를 동시에 사용하는 효과가 있으면서도 치료 부위에 딱지가 안 생겨 큰 인기를 누리고 있습니다. 가히 레이저의 귀족이라 할 만합니다.

그에 비해 폴라리스는 정확하게 말하면 레이저는 아닙니다. 고주파

열(RF)을 사용한 특별한 치료기계로서 그 시초에 해당하는 레이저가 2001년 국제피부외과학회에서 처음 발표된 이래 대단한 센세이션을 일으키고 있습니다. 이런 고주파 장비들은 피부에 무리를 안 주면서 피부탄력을 증가시키고 피부를 젊게 만들어줍니다. 폴라리스(Polaris)는 현재 국내외적으로 가장 많은 피부과병원에서 사용되고 있는 고주파 장비의 하나로서 고주파열과 다이오드 레이저가 동시에 나와 두 레이저의 장점을 동시에 볼 수 있는 레이저입니다. 이런 독특한 시술 방법을 에로스리프트(ELOS lift)라고도 부르며 폴라리스는 대표적인 에로스리프트 장비입니다.

# 92 폴라리스의 치료원리와 효과는 무엇인가요?

폴라리스의 원리는 아주 단순한 이론에서 출발합니다. 피부에 전기를 통하면 피부에 열이 발생하게 됩니다. 즉, 특별하게 정제해서 만들어진 고주파(radio frequency)를 쪼이면 1초에 수백만 번 전극의 위치가 바뀌면서 피부조직 내에서 전자들이 앞뒤로 이동하게 됩니다. 이때 전자의 운동과 피부조직의 저항으로 인해 뜨거운 열이 발생하는 것입니다.

이때 발생한 열에 의해 피부 속의 콜라겐이 위축되면서 조여드는 느낌이 생기고(contraction) 새로운 콜라겐의 합성이 극도로 촉진되어 피부가 팽팽해지고 탄력이 증가하는(tightening) 원리를 이용한 것이 바로 폴라리스, 폴라리스리프트 또는 에로스리프트라고 부르는 시술입니다. 시술 즉시 피부가 팽팽해지고 모공도 많이 줄어든 것처럼 보일 수 있는데, 이렇게 즉시 나타나는 효과를 가성리프팅이라고도 하며 대개 수일~2주일 정도 유지됩니다. 가장 중요한 효과인 콜라겐의 새로운 합성은 6~8개월 지나면 분명하게 느낄 수 있으며 그 후에도 계속 일어나므로 이런 효과를 진성리프팅이라고 부릅니다. 따라서 폴라리스는 이중효과(dual effect)에 의한 치료기계라 할 수 있습니다.

이러한 열발생의 원리는 피부 속으로 들어갈수록 점점 효과가 떨어지는 기존의 레이저와는 달리 상당히 깊은 피부 속까지 그대로 적용된다는 것이 장점입니다. 하지만 특수한 냉각장치 덕택에 표피에 대한 열손상의 염려는 없습니다. 따라서 폴라리스는 피부화상이나 색소침착 등의 부작용이 거의 없으며 다른 레이저와는 달리 환자의 피부색에 영향을 훨씬 적게 받는다는 점이 장점으로 꼽힙니다. 지금까지 개발된 대부분의 레이저들은 동양인보다는 백인의 흰 피부에 시행되었을 때 효과도 좀 더 크고 부작용이 더 적었기 때문에 더욱 돋보이는 내용입니다.

이러한 고주파 장비의 기본적인 장점을 가지고 있으면서 다이오드 레이저 빛이 추가적으로 더 발사됨으로 고주파열의 효과를 더 증진시키고 표피에도 미백효과를 가져오는 새로운 기술을 이른바 ELOS(Elecro-Optical Synergy)라고 부릅니다. 이 신기술을 이용한 대표적인 기종은 폴라리스(Polaris)이며 뉴욕매거진이 선정한 '2003년 항노화치료기계 최우수제품(Best Antiaging Treatment)'으로 선정된 바 있습니다.

## 93 폴라리스 시술은 어떻게 받는 건가요? 혹시 일상생활에 지장이 많은 건 아닌가요?

고주파열을 이용한 치료기계의 초기모델은 시술시간이 상당히 길고 통증도 심한 편이었습니다. 하지만 업그레이드된 최신 폴라리스 기계는 통증이 적고 시간도 적게 걸려 이러한 불편함을 많이 줄였습니다. 통증이 심한 편이 아니므로 마취크림을 안 바르고 치료받는 분도 계시지만 시간여유만 있으시다면 굳이 그렇게 하실 필요는 없습니다. 마취크림을 바르고 30분 정도 지나면 충분히 마취가 됩니다.

폴라리스 시술 자체는 15~20분 정도 소요되는데 치료 도중 따뜻한 느낌이 들며 시술 직후에 일상생활 하는데 아무 지장이 없는 것이 보통입니다. 간혹 약간 붉거나 부은 느낌이 들 수도 있는데, 다음날 아침이면 정상적인 생활이 가능합니다.

대개 1회의 시술로도 큰 효과를 볼 수 있습니다. 시술 직후 좁아진 모공으로 인해 깜짝 놀라시는 분들도 적지 않습니다. 아울러 폴라리스의 고주파열은 이중효과를 가지기 때문에 시술 직후의 효과뿐만 아니라 수개월이 더 경과한 후에는 더 큰 만족을 하시게 됩니다. 가장 좋은 효과를 위해서는 2주 정도 간격으로 3~5회 이상 시술받는 것을 권해드리고 있습니다. 피부의 노화가 심하거나 다른 분들보다 콜라겐 재생 능력이 떨어지시는 분들은 치료 속도가 다소 느릴 수도 있지만 꾸준히 치료하시면 분명히 큰 효과를 보실 수 있습니다.

# 94

폴라리스는 어떤 환자에게 좋은지 정리해주세요.

IPL은 표피에 대한 작용이 강하고 폴라리스는 진피에 대한 작용이 강합니다. 다시 말해서 IPL이 피부가 밝아지는 쪽의 효과가 강하다면 폴라리스는 피부가 팽팽해지고 탄력이 살아나는 효과가 강합니다. 그리고 강한 열작용으로 피지선도 위축되어 여드름이 호전될 수 있습니다.

따라서 폴라리스의 효과를 크게 보실 수 있는 분들은 다음과 같습니다.

① 나이가 들면서 피부의 전반적인 탄력이 떨어진 경우 : 화장품 설명서에 꼭 빠지지 않고 들어가는 표현은 '피부탄력 개선'입니다. 정말 그 말처럼 효과가 있다면 화장품만 잘 바르고 살면 피부과에 오실 일이

별로 없겠지만 실제로는 그렇지 않습니다. 진정한 피부탄력 개선은 결국 진피 내의 콜라겐에 의해 좌우되는데 화장품은 아무리 좋은 것을 발라도 피부 깊숙이 침투하는 양이 미미하기 때문입니다. 따라서 폴라리스와 같이 효과적으로 진피 내의 콜라겐에만 영향을 주는 치료법은 지금까지 경험해보지 못한 진정한 의미의 '피부탄력 개선' 효과를 보여줄 겁니다. 피부가 정말 젊어집니다.

② 안면거상술을 고려할 정도로 피부가 처지는 경우 : 턱선이 처지면서 이른바 심술보가 생기고 팔자주름의 골이 깊어지면 성형외과에서 안면거상술(face lift)을 받으시는 것을 고려하시게 됩니다. 하지만 이 수술은 상당히 규모가 큰 수술에 속하고 얼굴형이 많이 변하기 때문에 쉽게 하실 수 있는 게 아닙니다. 폴라리스는 턱선을 당겨주고 탱탱하게 만들어드릴 수 있으며 이런 효과는 지금까지 비수술적 방법으로는 거의 얻을 수 없는 것이었습니다. 팔자주름도 폴라리스만으로 어느 정도 흐릿하게 만들 수 있습니다.

③ 넓은 모공 : 폴라리스의 효과 중 특히 젊은 분들의 얼굴에서 큰 효과를 보는 부분은 바로 '모공' 입니다. 폴라리스 시술을 받으시면 모공 주위의 콜라겐이 수축하면서 모공이 좁아진 효과를 즉시 느끼실 수 있고 수개월에 걸쳐 콜라겐의 양이 실제적으로 증가하면 점점 더 모공이 좁아지게 됩니다. 폴라리스는 현재까지 나와 있는 모든 모공 치료법들 가운데 가장 빠르고 확실하게 모공을 좁힐 수 있는 방법의 하나입니다.

④ 여드름 : 폴라리스가 여드름 치료법으로 사용될 수 있다는 사실을 잘 모르시는 분들이 많습니다. 하지만 폴라리스의 고주파는 강한 열작용으로 여드름의 주원인인 피지선 즉, 피지 만드는 공장을 위축시켜 결과적으로 여드름을 호전시킬 수 있으며, 이러한 치료효과는 기존의 전통적인 여드름 치료법과 함께 병행될 때 더 배가됩니다. 특히 여드름이 자주 재발하시는 분들에게 적극 추천합니다.

⑤ (보톡스로도 잘 치료 안 되는) 잔주름 : 미간이나 이마의 큰 주름들은 아무래도 보톡스로 치료하는 것이 확실합니다. 하지만 입가나 볼의 미세한 작은 주름들은 보톡스로도 치료가 잘 안 되는 잔주름들입니다. 눈밑주름도 보톡스로 잘 안 되는 경우가 있는데 이런 부분들에 폴라리스는 안전하고 효과적인 치료법이 될 수 있습니다. 한번 시도해 보시기 바랍니다.

## 95

IPL 치료를 받은 친구들이 꽤 많습니다. 잡지에서도 많이 본 것 같네요. IPL이 정말 그렇게 좋은 건가요?

IPL은 Intense Pulsed Light의 약자로서 정확히 말하면 레이저는 아닙니다. 일반적인 레이저가 특정 단일파장의 빛만 골라내어 증폭해서 특정 치료효과만을 노리는데 반해, IPL은 특별한 필터를 사용해서 주로 500~1,400nm 사이의 '연속적인' 파장대의 빛을 강한 파동으로 내보냄으로써 다양한 치료효과를 거두는 새로운 치료법입니다.

1993년 미국의 ESC사(社)에서 IPL 기법을 이용한 첫 기계를 선보였을 때는 대부분의 의사들이 조심스럽게 관망하는 정도였으나 현재는 '레이저'가 처음 나왔을 때의 충격 이상으로 많은 의사와 환자들에게 획기적인 치료방법으로 알려지고 있습니다.

IPL의 가장 혁신적인 내용을 요약해서 말씀드린다면, 기존에는 모세혈관 확장이나 주사(rosacea), 혈관종 등의 치료에는 혈관 레이저, 주근깨나 잡티에는 Nd:YAG나 Alexandrite 레이저, 잔주름이나 모공에는 기껏 Er:YAG 레이저를 쓰거나 여러 필링 기계들을 이용했고 기미에는 아예 레이저를 적용시키지 못했던 것에 비해 IPL은 이러한 전혀 다른 별개의 질환들을 모두 한꺼번에 해결할 수 있다는 것입니다. 더구나 다른 레이저와는 달리 딱지나 멍이 생기지 않아 일상생활에 거의 지장이 없어 직장에 다니면서 시술받을 수 있다는 사실이 중요합니다.

몇 년 전까지만 해도 IPL은 백인에서의 치료경험은 많지만 피부색이 다소 어두운 동양인에서의 치료효과에 대해서는 의문의 눈초리를 보내던 의사들이 많았던 것이 사실입니다. 하지만 지금은 한국과 일본은 물론 많은 동양권 국가에서 매우 좋은 임상결과들이 보고되고 있어 이미 동양인에서의 안전성과 유효성은 확립된 것으로 보이며, 환자뿐 아니라 시술자의 만족도가 상당히 높습니다. 지금은 흑인에게도 널리 시술되고 있습니다.

# 96

IPL의 치료원리를 세 단계로 간단하게 요약해서 설명드리겠습니다.

① 치료 전 : 표피에는 주근깨나 잡티와 같은 갈색의 색소성 질환들이 보이고, 모세혈관들이 정상보다 커져 붉은 혈관들이 눈으로도 보이며 잔주름과 넓어진 모공으로 인해 피부의 노화가 느껴집니다.

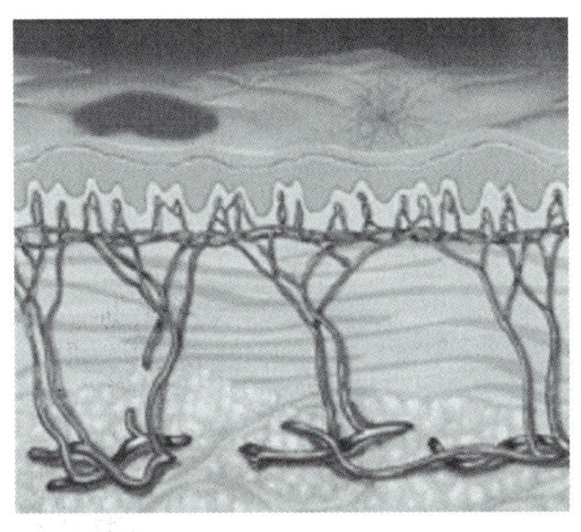

② 치료 중 : IPL의 다양한 파장이 방출되면 갈색 반점의 원인인 '멜라닌 색소'와 붉은 혈관의 원인인 '헤모글로빈' 입자들이 그 빛 에너지를 흡수합니다. 이때 주변 조직에는 손상이 없습니다.

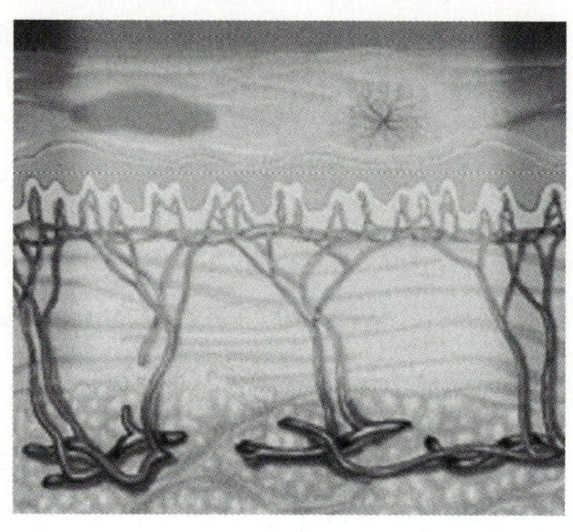

③ 치료 후 : IPL의 빛 에너지가 흡수된 멜라닌과 헤모글로빈은 잘게 부서져 작은 알갱이들로 변하고, 결국 인체 내에서 자연적으로 흡수되어 사라지게 됩니다. 따라서 주근깨나 잡티와 같은 갈색 색소성 질환과 혈관성 질환들이 일거에 해결되게 됩니다. 그리고 IPL의 긴 파장 에너지의 영향으로 진피 내의 콜라겐 합성이 증대되고 피부의 탄력이 되살아나게 됩니다.

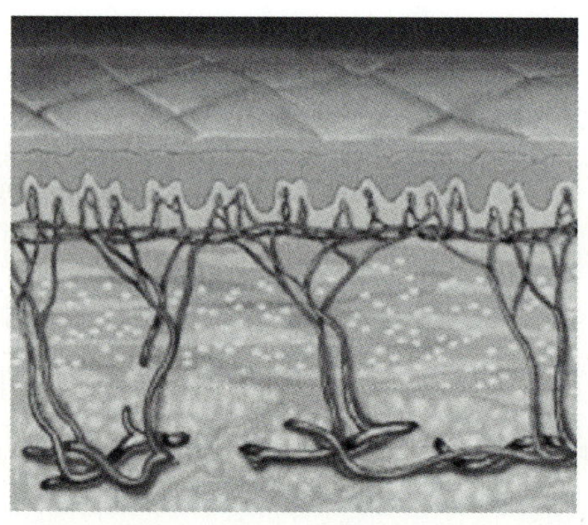

IPL의 치료효과를 결정하는 데는 네 가지 인자가 관여합니다. 즉, 피부색깔, IPL 빛 에너지의 강도, 빛의 파장, 그리고 빛의 조사시간이 그것입니다. 피부색깔은 아무래도 어두운 쪽의 피부보다는 흰 피부가 좀 더 효과가 좋습니다. 나머지 세 가지는 피부과 전문의의 경험과 지식에 따라 좌우된다고 보시면 됩니다.

## 97 IPL을 왜 레이저의 귀족으로 부르나요?

20세기 말 이후로 지금까지 수많은 레이저가 개발되었고 또 치료원리적인 측면에서도 비약적인 발전을 이루어온 것이 사실입니다. 레이저는 특정한 단일파장의 에너지를 강하게 증폭해서 방출해내는 것이 기본이며, 그것을 통해 특정한 한 가지 목표를 확실히 달성하는 것이 목표였습니다. 따라서 여러 피부질환을 치료하려면 여러 대의 레이저를 모두 사용해야만 했습니다.

그리고 또 한 가지 짚고 넘어가야 할 문제는 대부분의 레이저 치료 후 7~10일간 일상생활에 지장이 있는 경우가 많다는 것입니다. 검은 딱지가 잔뜩 앉은 채로 직장에 다니는 것은 아무래도 힘든 일입니다. 이 문제는 생각보다 중요한 것으로서, 어떤 레이저를 하나 제대로 시술 받으려면 직장생활을 하는 사람의 경우 장기간의 휴가를 내거나 연휴를 이용하는 방법을 동원하는 것이 현실입니다. '일상생활'을 그대로 하면서 받을 수 있는 레이저 시술은 별로 없습니다.

IPL은 지금까지의 대부분의 레이저와 마찬가지로 한 가지 파장만 나오는 것이 아니라 500~1,400nm 사이의 연속적인 파장이 한꺼번에 방출되므로 마치 '종합선물' 세트와도 같다고 할 수 있습니다. 종합선물 세트 안에는 어떤 한 사람이 좋아하는 과자만 들어있지 않고 많은 종류가 골고루 다 들어있듯이 IPL의 여러 파장은 피부의 어떤 한 가지 성분에만 흡수되지 않고 여러 물질에 흡수됩니다. 따라서 많은 치료효과가 동시에 얻어지는 것입니다.

주근깨나 기미, 혈관, 잔주름 등 어떤 특정한 문제가 없이 그냥 뭔가 피부에 고급스러운 보약 같은 치료를 해줄만한 것이 없는지 찾으시는 분들이 많은데, 그런 분들에게는 IPL만큼 세련되고 만족스러운 치료법도 별로 없습니다. 전반적으로 피부가 밝아



매일 수십 명의 환자를 진료하고 치료하다 보면 몸과 마음이 많이 지치게 마련이다. 그래서 시간여유만 된다면 환자들과 피부 이외의 얘기를 많이 나누려고 하고 있다. 때로는 거의 인생 상담 수준으로 한참 대화하곤 한다. 그러면 학교 졸업 후의 진로문제를 진지하게 물어보는 분도 계시고 모처럼 사귀던 분과 헤어졌다며 눈물을 흘리시는 분도 있다.

어느 날에는 IPL 때문에 다니시던 환자분이 진료실을 나서며 이런 말을 했다. '원장님께 진료 받고 나면 꼭 정신과 선생님께 상담 받은 기분이에요.~~'

내가 피부 문제뿐만 아니라 인생의 다른 문제들에 대해서도 사람들에게 도움을 줄 수 있다는 사실은 정말 감사한 일이다.

지고 잔주름과 모공이 부드러워지며 어느 날 불쑥 만난 친척이나 친구에게 '너 피부가 굉장히 좋아졌구나.' 라는 말을 듣게 될 겁니다.

그리고 일상생활에 지장이 없다는 점도 대단히 획기적인 내용입니다. 치료받고 그날부터 화장이나 세안을 하는 것이 가능합니다. 물론 주근깨나 잡티가 워낙 진하거나 피부색이 어둡거나 혈관이 많이 두드러져있는 환자라면 약간의 딱지가 생길 수도 있습니다. 하지만 깨알 정도 크기로 아주 작게 몇 개 생기는 것이므로 일상생활에 지장이 없으며 화장을 하면 잘 보이지 않습니다. 딱지는 대개 7일 정도 후에는 사라집니다.

## 98 IPL 시술방법을 설명해주세요. 일상생활에 지장이 없는지도요.

IPL 치료는 기존의 레이저와는 좀 다릅니다. 우선, 치료스케줄에 차이가 있습니다. 6~8주 정도의 간격을 두고 수차례 시행되는 레이저와는 달리 IPL은 대개 2~3주 간격으로 3~5회 이상 시행하는 것이 보통입니다. 대개의 경우 최소한 3회 이상은 시술받으셔야 충분한 효과를 보실 수 있습니다.

IPL은 한 번의 치료만 받아보아도 기존의 필링이나 레이저 치료와 분명히 다른 점을 피부로 느끼실 수 있습니다. 딱지가 안 생기면서 기미나 주근깨, 잡티가 점점 흐려지는 것은 대단히 신기한 효과입니다. 코 옆이나 얼굴에 오랫동안 커져있던 혈관도 상당한 효과를 볼 수 있습니다.

얼굴 전체를 시술한다면 약 30분간 마취연고를 바른 뒤 10분 정도 IPL 시술을 받으시고 냉찜질과 재생 레이저 치료, 그리고 특수팩으로 관리를 받으신 뒤 귀가하시면 됩니다. 필요하다면 얼굴의 특정 부위, 즉 눈 밑, 코, 눈 주위 등에만 시술받으실 수도 있으며 시술 시간이 상당히 단축됩니다. 그리고 바쁘신 분들은 마취연고를 바르지 않고 그냥 하기도 하십니다. 간단한 냉동마취를 병행하면 별로 아프지 않기 때문입니다. 시술 후 일상생활에 지장은 없으며, 원래 피부색이 어두운 편이었거나 한 여름철에 시술받는 경우엔 시술 후 1~2주 이상 선크림을 바르시는 것이 좋습니다.

## 99 어떤 피부문제를 가지고 있을 때 IPL로 치료하나요?

IPL은 미국 FDA에서 공인한 아주 안전하고 효과적인 치료법입니다. IPL로 큰 효과를 볼 수 있는 피부문제들은 기미, 주근깨, 잡티, 얇은 점, 잔털, 모공, 잔주름, 여드름, 여드름에 의한 붉거나 거뭇거뭇한 자국, 어두운 톤, 실핏줄, 홍반 등입니다. 좀 더 자세히 살펴보겠습니다.

① 거뭇거뭇한 색깔문제 : 주근깨나 잡티에 대해 IPL은 일상생활에 지장이 없는 좋은 해결방법입니다. 대학생들은 학기 중에, 직장인들은 휴가를 내지 않고 평일 중에 시술받는 것이 가능합니다. 평균적인 치료 횟수는 2~3주 간격으로 3~5회 정도입니다.

기미의 경우는 부작용을 막기 위해 빛 에너지를 강하지 않게 투여하는 것이 요령이며 따라서 치료횟수가 3~5회 이상 필요할 수도 있습니다. 이것은 상당히 중요한 내용으로, 기존의 큐스위치 레이저들이 기미 치료에 잘 쓰이지 못했던 이유가 멜라닌 세포를 필요이상으로 자극해서 기미를 치료한 후 오히려 색깔이 더 진해지는 경우가 많았었기 때문이라는 사실을 상기할 필요가 있습니다. 따라서 낮은 에너지의 IPL은 멜라닌 세포를 강하게 자극하지 않으므로 기미 치료에 유용하게 사용될 수 있는 겁니다. 다만 치료횟수가 많이 필요합니다.

기존의 레이저로는 치료가 힘들었던 염증후과색소침착(postinflammatory hyperpigmentation)도 IPL로 치료해볼만 하며, IPL 후에 얇은 점들이 빠지는 현상도 자주 관찰합니다.

② 불긋불긋한 혈관문제 : IPL이 탁월한 치료효과를 보이는 영역의 하나가 바로 혈관문제입니다. 여기에는 모세혈관확장증과 안면홍조증

이 대표적이며 효과가 꽤 만족스럽습니다. 그리고 '주사(rosacea)' 라고 하여 얼굴의 중심부에 만성적인 염증성 질환이 혈관의 확장을 동반해서 나타나는 경우를 자주 보는데, 이 질환의 치료에도 IPL이 상당히 효과적입니다.

IPL은 혈관종의 치료에도 많이 사용되고 있고 다크서클의 치료에도 효과적인데, 이는 IPL이 기존의 혈관 레이저들보다 파장이 두 배 이상 길어서 피부 깊숙이 들어갈 수 있기 때문입니다. 하지만 다크서클의 치료는 개인차가 큰 편이며 5~6회 이상의 시술을 예상하고 시작하는 것이 보통입니다. 그리고 IPL은 혈관 레이저로 치료했을 때 생기기 쉬운 멍이나 피부손상의 문제가 잘 발생하지 않는다는 점이 장점입니다.

③ 잔주름과 모공 : IPL이 피부에 미치는 전반적인 영향을 photo-rejuvenation이라고 부를 수 있습니다. 우리말로는 광-피부회춘술 정도로 생각하시면 되며, 따라서 부작용의 걱정 없이 안전하게 진피 내 콜라겐의 합성을 촉진해 노화된 피부가 젊어집니다. 그 결과 모공도 좁아지고 잔주름도 개선됩니다. 물론 이런 목적으로는 폴라리스 등의 고주파 계열이나 셀라스를 비롯한 프랙셔널 레이저 계통이 돋보이기는 하나 IPL도 피부를 회춘시키는 레이저로 많은 피부과 의사들이 꼽고 있습니다.

④ 여드름 치료 : 여드름용 항생제를 먹지 않고도 IPL의 특별한 파장을 수차례 쬐면 얼굴의 여드름 균이 80%까지 죽었다는 보고가 있습니

다. IPL이 아직 여드름의 확실한 치료법의 하나로 정립된 것은 아니지만, 여드름 약을 먹기 싫어하거나 기존의 치료로 큰 효과를 보지 못한 환자들은 IPL을 꾸준히 받아보는 것도 좋을 것 같습니다.

⑤ 제모 : IPL의 다양한 치료효과 가운데 빼놓을 수 없는 것은 바로 제모효과입니다. IPL 제모의 특징은 시술시간이 비교적 짧고 통증이 적다는 것입니다. 효과도 상당히 만족스럽습니다.

## 100 IPL 치료를 곧 받으려고 합니다. 미리 알고 있어야 할 내용은 어떤 것이 있나요?

① IPL 치료 전후에 자외선을 많이 쬐거나 선탠을 하는 것은 피하는 것이 좋습니다. 어쩔 수 없이 자외선을 많이 쬐어야 하는 경우라면 선크림을 하루 두 번씩 열심히 바르시고, 미백크림을 사용하거나 혹 IPL을 전후해서 병원에서 비타민-C 이온요법을 몇 차례 받으시는 것이 좋습니다.

② IPL은 한번으로 모든 것이 완벽하게 치료되는 것이 아닙니다. 따라서 피부과 전문의 선생님과 자세한 상담을 하신 후 자신에게 몇 번 정도 시술이 필요한지 알고 계시는 것이 좋습니다. 그리고 IPL은 피부 노화를 역전시키는 효과뿐만 아니라 마치 '보약' 같은 효과도 있습니

다. 따라서 당장 나타나는 효과도 좋지만 나중에 피부가 천천히 늙도록 만드는 효과도 있다는 사실을 잊지 마시기 바랍니다. 꾸준히 받으시면 효과가 계속 누적됩니다.

③ 사람에 따라서는 첫 한두 번의 효과는 굉장히 좋았는데, 그 후부터는 별로라고 생각하는 경우가 있습니다. 이런 분들은 포기하지 말고 꾸준히 더 치료받으시는 것이 좋습니다. 전쟁이 나서 적군을 공격할 때 처음엔 많은 수의 사상자가 나지만 나중엔 여기저기 숨은 적군을 섬멸시켜야 하기 때문에 사상자의 숫자로만 따지면 처음보다 적을 수밖에 없는 것과 같은 이치입니다. 치료간격은 가급적 2~3주를 지켜주셔야 최상의 효과를 볼 수 있습니다.

④ 드물게 치료 부위가 몇 시간 동안 계속 붉은 경우도 있으나 저절로 가라앉으니 걱정 마시기 바랍니다. 그리고 치료 후 깨알 같은 딱지들이 살짝 앉을 수도 있으나 화장으로 잘 가려지고 또 1주 정도면 다 없어집니다.

⑤ 치료 직후 세안을 하시거나 화장을 하는 것은 아무 문제없습니다. 다만, 3~5일 정도까지는 과도한 음주나 사우나와 같은 뜨거운 목욕을 삼가시는 것이 좋습니다.

# 101

요즘 셀라스나 프락셀 같이 작은 구멍을 잔뜩 뚫어서 치료한다는 레이저가 유행입니다. 이런 레이저를 프랙셔날 레이저라고 하던데, 자세히 좀 설명해주세요.

최근 들어 피부과에는 전에 없이 새로운 레이저 장비들이 속속 도입되고 있습니다. 새로운 레이저의 이름에 익숙해지기도 전에 또 다른 레이저가 등장하는 식입니다. 일반인들은 잘 모르시겠지만 그 중에는 처음에는 대단한 레이저인 것처럼 소개되었다가 몇 년 후에 소리소문 없이 사라지는 기종도 꽤 있습니다. 셀라스(Sellas)는 날이 갈수록 환자와 피부과 전문의들 사이에서 큰 신뢰를 얻어가고 있는 보석 같은 레이저입니다.

최근 국내외적으로 피부과에서 인기리에 시술되고 있는 레이저는 피부를 깎아내지 않는 비침습적 레이저, 즉 NAR(nonablative resurfacing) 계열입니다. 그중에서도 폴라리스 등의 고주파 치료기기와 IPL 등의 복합파장 치료기기가 가장 인기리에 시술되고 있습니다. 폴라리스의 경우, 피부가 팽팽해지고 탄력이 증가하며 잔주름과 모공이 함께 개선되는 효과를 가지고 있어 피부가 젊어지는 레이저로 각광을 받고 있습니다. 그리고 IPL은 기미, 주근깨, 잡티, 얇은 점, 잔털, 모공, 잔주름, 여드름, 여드름 자국, 실핏줄, 어두운 톤 등이 한꺼번에 개선되어 가히 '종합선물세트' 라 할 만합니다.

NAR 이전에는 피부를 깎아내는 침습적(ablative) 레이저가 주로 사용

되었습니다. 우리가 흔히 '레이저로 피부를 완전히 깎았다'고 말할 때
는 이런 침습적 레이저 중 어비움야그 레이저 같은 것을 의미하는 것입
니다. 이런 레이저들은 치료효과는 크지만 딱지가 많이 생겨 7~10일간
일상생활에 지장이 많았습니다. 직장인들은 1주일 이상 휴가를 내서
치료받는 것이 보통이었습니다.

셀라스는 피부를 깎아내지 않는 레이저와 깎아내는 레이저의 중간에
속하는 중간침습적(semi-ablative)인 레이저이며 두 레이저의 장점을 모두
흡수한 레이저입니다. 전문적으로는 어비움글라스(1,550nm) 레이저
에 속하며, 프락셀, 모자이크, 스타룩스 레이저 등이 비슷한 종류로서
이들을 한데 묶어 프랙셔널(fractional) 레이저로 부르는 것이 보통입니다.
피부 속에 약 1mm 정도의 깊이로 수천 개의 미세치료구역(MTZ,
microthermal treatment zone)을 만들어내고 거기에서 건강하고 새로운 콜
라겐이 증식되면서 모공이 좁아지고 흉터가 채워지며 잔주름이 흐
려지는 겁니다.

## 102 셀라스가 다른 프랙셔널 레이저들과 다른 점은 무엇인 가요?

다른 프랙셔널 레이저들에 비해 셀라스가 가지는 장점은 여러
가지가 있습니다. 시술하는 피부과 의사 입장에서도 장점이 큰 편이지

만, 환자와 연관된 장점들 중 중요한 몇 가지를 들어본다면 다음과 같습니다.

① 셀라스는 획기적인 PPA(pulse per area) 방식입니다. 즉, 얼굴의 모든 부위와 모든 병변에 그 특성을 무시하고 똑같은 개수의 샷(shot)을 쏘는 것이 아니라 부위와 병변의 특성에 맞추어 낮은 밀도에서 고밀도까지 샷을 쏘는 것이 가능합니다. 1cm$^2$에 25~1,024개의 미세구멍을 뚫을 수 있습니다. 좀 더 세밀한 치료가 가능하다는 뜻입니다.

② 다른 프랙셔날 레이저들에 비해 시술통증이 훨씬 적습니다. 이는 셀라스가 한 축으로만 빔을 발사하는 다른 레이저들과는 달리 두 개의 축으로 빔을 무작위적으로 발사하므로 통증이 상당히 경감되는 원리입니다. 매우 많은 병원에서 프랙셔날 레이저를 제대로 시행하려고 수면마취까지 하고 있는 상황에서 마취크림을 바르는 것으로 충분

한 셀라스의 등장은 매우 신선한 충격을 주고 있습니다.

③ 일부 프랙셔널 레이저는 시술 후 며칠간 얼굴이 푸르스름해지는 소위 브론징(bronzing) 현상이 나타나서 불편합니다. 하지만 셀라스에는 이런 브론징 현상이 전혀 없어서 좋습니다.

**매직 셀라스는 그냥 셀라스와 다른 건가요?**

# 103

저희 피부과에서는 셀라스 레이저의 치료효과를 항진시키고 시술 후 불편함을 최소화시킨 매직 셀라스 치료법을 시행하고 있습니다.

그 주요한 내용을 보면, 우선 저온의 특수한 다이오드 레이저를 병행해 피부재생을 촉진하고 빠른 속도로 피부를 진정시킵니다. 단순히 아이스팩만 올려놓으면 영하의 온도 자체가 피부에 자극을 주기도 하고 어차피 금방 녹아버려 진정효과가 적습니다. 이 특수한 저온 레이저는 피부진정과 염증완화에 탁월한 효과를 발휘합니다. 그리고 유럽에서 인기리에 시술되고 있는 항노화 약물인 NCTF-135를 투여하여 피부를 화사하고 건강하게 만들어주며 색소침착을 예방합니다. 이외에도 몇 가지 특수한 장비와 약물의 조합을 통해 셀라스의 치료효과를 항진시키고 있습니다.


## 104



① 모공에 대해 지금까지 나온 모든 치료법들 중 가장 주목할 만한 치료효과를 보여줍니다. 셀라스의 레이저빔은 피부 깊이 약 1.5mm까지 들어가며 수많은 미세치료구역(MTZ)을 만들고 거기에 새로운 살이 차오르면서 모공들이 좁아지게 됩니다. 시술 후 한 이틀 정도 붉은기가 있을 뿐이어서 현재로서는 모공 치료에 가장 진보된 방법으로 평가받고 있습니다.

② 여드름 흉터에 대해 화학 박피나 레이저 박피에 버금가는 좋은 치료효과를 보여줍니다. 특히 휴가내기 어려운 직장인들이나 학기 중의 학생들에게는 가장 추천할만한 치료방법입니다.

③ 기존에 별다른 좋은 치료법이 없었던 튼살 치료에 효과적입니다. 튼살(striae distensae)은 일종의 흉터조직인데다 부위가 주로 배나 다리 같이 피부재생에 한계가 있는 곳이어서 지금까지는 좋은 치료법이 별로 없었습니다. 셀라스는 튼살 부위의 피부재생을 강력하게 촉진하는 동시에 피부탄력을 증가시켜 튼살을 많이 호전시킵니다.

④ 얼굴 잔주름은 물론 나이든 손등에도 탄력이 증가됩니다. 손등은 검버섯을 빼는 정도 외에는 별로 해줄 수 있는 치료가 없었지만 셀라스는 손등 피부의 잔주름들을 제거하고 전체적으로 젊어지게 만듭니다.

⑤ 화상 흉터나 수술 자국도 어느 정도 수준까지는 개선될 수 있습니다. 단, 이 경우에는 피부과 전문의의 정확한 판단이 우선되어야 하며 흉터 주사나 흉터축소 수술 등 다른 치료법들과 병행하는 것이 필요할 수도 있습니다.

⑥ 기미, 주근깨, 잡티, 어두운 얼굴 톤 등 얼굴의 색소성 피부문제들이 함께 좋아집니다. 셀라스를 기미에 대한 주 치료법으로 소개하는 병원도 있을 정도입니다.

## 105

매직 셀라스는 어떻게 시술하는 건가요? 일상생활에 지장은 어느 정도인지도 좀 알려주세요.

매직 셀라스는 대개 2주 간격으로 3~5회 정도 시술하며, 여드름 흉터와 같이 강한 치료가 필요한 경우는 3~4주 간격으로 하기도 합니다. 어떤 경우든 충분한 효과를 보기 위해서는 최소한 3회 또는 5회 이상 시술받는 것이 좋습니다. 참고로, 1회의 치료만으로도 많이 좋아졌다고 말씀하시는 환자분들이 대부분입니다.

시술방법은 우선 세심한 클렌징으로 얼굴의 피지나 화장품 성분들을 완전히 제거한 뒤 약 30분 정도 마취크림을 도포합니다. 그리고 셀라스 레이저와 시너지효과를 위한 여러 시술이 시행되는데 약 20~30분 정도 걸립니다. 따라서 전체적으로는 약 1시간 내외가 소요됩니다.

시술 직후 약 1시간 정도는 햇볕에 탄 듯한 화끈거리는 느낌이 있지만 그 후에는 거의 불편하지 않습니다. 피부는 하루 정도 약간 부었다가 가라앉으며 붉은기가 2~3일 정도 있다가 없어집니다. 붉은기는 파우더 같은 것으로 적당히 가리고 출근하시면 되며 병원에서 드리는 연고를 바르시면 좀 더 빨리 진정됩니다. 그 후에는 별로 불편한 것은 없고 딱지로 인해 고생하시는 경우도 거의 없습니다.

## 106 레이저 토닝이 좋다는 광고를 본 적이 있는데, 그게 어떤 치료법인지 알려주세요.

레이저 토닝은 파장이 1,064nm인 Nd:YAG 레이저의 강한 에너지를 이용하는 시술법으로 말 그대로 피부의 톤을 맑게 변화시켜주는 새로운 치료법을 말합니다. 요즘 일상생활에 지장이 없는 레이저들이 늘어나고 있는데 그 중 아마도 가장 지장이 없는 레이저의 하나로 보시면 됩니다. 피부에 자극이 적고 통증이 거의 없어 마취크림도 바르지 않고 하는 것이 보통입니다. 특히 서양인에 비해 피부색이 어두운 동양인들에게 매우 적합한 좋은 시술법으로 알려져 있습니다.

레이저 토닝을 하면 기미, 주근깨, 잡티, 색소침착 등 얼굴의 거뭇한 부위들이 흐려지는 효과가 훌륭하며 여드름과 여드름에 의한 자국들도 좋아집니다. 특히 표피형 기미의 경우에는 4~5회 정도의 치료만으로도 큰 효과를 보는 경우가 많습니다. 이외에 모공과 잔주름도 좋아지고 리프팅 전용레이저는 아니지만 어느 정도 피부탄력도 증가하며 전반적으로 피부의 칙칙함이 많이 사라지게 됩니다.

시술에는 약 5분 정도 소요될 뿐이며 대개 1주일에 한 번씩 해서 10회 정도 받으시는 것을 권장해드리고 있습니다. 증상의 심한 정도에 따라 치료횟수는 조절 가능하며 1주일에 두 번까지 받으시는 것도 가능합니다. 비타민-C 이온 치료나 간단한 필링 치료들을 병행해서 받으실 수 있습니다. 일반적으로 시술 직후 일상생활에 전혀 지장이 없습니다.

소프트필이라는 치료를 들어보셨을 겁니다. 소프트필은 레이저 토닝과 비슷한데 시술할 때 얼굴에 카본크림을 바르고 하는 것이 다릅니다. 대개 마취크림도 바르고 하고 2주 이상 간격을 두고 3~5회 정도 시행하는 것이 보통입니다.

# 7

보톡스 시술

## 107

보톡스 얘기를 많이 듣는데 그게 정확하게 뭔지 궁금합니다. 그리고 보톡스에도 여러 종류가 있는 것 같은데 설명 좀 해주세요.

보톡스(Botox)는 원래 미국 Allergan社에서 만드는 특정제품 이름입니다. 그런데 이 제품이 최초로 미국 FDA 승인을 받았고 국제적으로 가장 많이 사용되고 있으며 가장 많은 연구논문이 나와 있는 제품이어서 비슷한 주사제들이 여럿 있음에도 불구하고 대명사처럼 쓰이고 있습니다. 현재 미국 제품 외에도 영국, 중국, 한국 등지에서 비슷한 제품이 나오고 있습니다.

보톡스는 *Clostridium botulinum*이라는 세균에서 만들어진 의약품으로 대단히 과학적인 약입니다. 우선, 보톡스를 피부에 주사하면 신경말단으로 빠르게 이동합니다. 거기서 아세틸콜린 분비를 차단해서 근육이 움직이지 못하도록 해 주름을 사라지게 합니다. 그 효과는 대단히 강력하고 확실합니다. 시술 다음날부터 주름이 펴지기 시작하며 대개 3일 정도 지나면 거의 다 펴집니다. 효과는 약 4~6개월 정도 지속됩니다. 시술시간은 3~10분 정도 소요됩니다.

숙련의들은 아주 가는 주사바늘을 사용해서 시술하기 때문에 주사통증은 심하지 않습니다. 마취가 필요한 경우는 거의 없습니다. 그리고 시술 즉시 일상생활에 지장이 전혀 없는 것이 보통이며 아주 작은 주사바늘 자국은 몇 시간만 지나도 거의 안보이게 됩니다. 미용피부성형분야에서 이 정도 간단한 시술로 이 정도 엄청난 효과를 얻는 치료제는 보톡스와 필러밖에 없다고 보셔도 좋을 것 같습니다. 특히 보톡스의 간편함은 전무후무할 정도입니다.

# 108

보톡스는 얼마나 자주 맞아야 하나요? 정말 안전한 건가요? 그리고 몇 번 맞다가 나중에 안 맞으면 더 이상해지지는 않나요?

보톡스를 4개월마다 반복해서 시술받아야 한다는 사실을 부담스러워하시는 분들도 계십니다. 제가 퀴즈 하나 내보겠습니다. 많은 여성들이 2개월 정도에 한 번씩은 꼭 들르는 곳이 있고 거기에 가면 두세 시간은 기본으로 계셔야 하는 곳이 있습니다. 거기가 어디일까요?

바로, 미용실입니다.

보톡스를 맞기 위해서는 그렇게 자주 오실 필요가 없습니다. 4~6개월에 한 번씩 오시면 되며 한 번 오시면 3~10분 정도에 모든 시술이 끝납니다. 이렇게 간단한 것을 너무 어렵게 생각하지 마시기 바랍니다.

무슨 두세 시간씩 걸리는 수술을 받으시라는 것이 아닙니다.

　그리고 보톡스의 안전성에 대해 궁금해하시는 분들도 계신 것 같은데, 분명하게 말씀드릴 수 있는 사실은 보톡스가 피부과, 성형외과에서 받으시는 모든 시술 중 가장 안전한 시술의 하나라는 사실입니다. 의학적으로 사용이 시작된 1970년대 초 이후 지금까지 심각한 부작용이 보고된 적이 없으며, 1989년에는 엄격하기로 유명한 미국 식품의약품안전청(FDA)에서 안전한 인체사용을 허가 받았습니다. 우리 주위에서 가끔씩 듣는 보톡스 후의 '부작용' 들은 대개 시술자의 숙련도와 환자 안면근육의 해부학적 특이성 등에 의한 것으로 대개 경미한 것들이고 한 달 이내에 해결되는 것이 보통입니다. 그리고 보톡스를 맞다가 안 맞으면 더 이상해지는 일도 없습니다. 처음으로 돌아갈 뿐이며 오히려 몇 년간 주름이 인위적으로 펴져있었던 곳이므로 주위보다는 좀 더 괜찮은 모습으로 지내실 수 있을 겁니다.

　보톡스를 한자로 보독수(寶毒水 또는 補毒水)라고 표현하는 경우도 있습니다. 본래는 독성이 있는 액체였지만 최신 생명공학적 제조공정을 통해 피부에 보물(寶物) 같은 또는 보약(補藥) 같은 약으로 바뀌었다는 뜻입니다. 세계에서 의약품의 안전성에 대해 가장 까다로운 미국에서 보톡스가 모든 성형 시술을 통틀어 가장 많이 시술되는 치료법이라는 사실은 많은 것을 설명해줍니다.

# 109

이마에 주름이 많아서 나이가 많이 들어보인다는 말을 자주 듣습니다. 보톡스로 치료하면 깨끗이 없어지는지 궁금하네요.

요즘 이마주름 때문에 병원을 찾는 환자분들이 많습니다. 중년여성이라면 대부분 어느 정도 이 문제 때문에 고민을 하는 것 같습니다. 나이가 들면서 이마에 수평주름이 생기는 이유는 이렇습니다. 이마에는 전두근(frontalis)이라는 큰 근육이 있는데, 전두근은 다른 근육들과는 달리 뼈에 직접 붙어있지 않고 위로는 근육막, 그리고 아래로는 피부에 연결되어 있습니다. 따라서 전두근이 수축하면 눈썹과 미간 부위의 피부가 위로 상승하고 결과적으로 이마에 주름이 생기게 됩니다. 이마의 수축을 오랫동안 반복하다보면 결국 많은 수평주름들이 생겨나게 되는 것입니다.

이마주름은 보톡스 주사가 개발되기 전까지는 수술밖에는 효과적인 방법이 거의 없었습니다. 하지만 간단한 수술이 아니라는 점이 문제였습니다. 그런데 지금은 전혀 그렇지 않습니다. 보톡스처럼 간단한 시술로 막강한 효과를 보는 시술은 이전에는 없었다고 말해도 과언이 아닙니다. 정말 '매직(마술)'으로 부를 수 있을 정도입니다. 시술방법은 주름의 심한 정도와 이마의 넓이를 고려해 대개 7~10곳 정도에 주사를 놓습니다. 이때 안검하수(눈꺼풀이 아래로 쳐지는 현상)가 발생하지 않도록 하기 위해 주사는 눈썹 위 2cm 정도 상방으로 놓습니다.

그리고 보톡스 주사를 처음 시행하던 초창기에는 눈썹이 거의 움직이지 않고 이마가 빳빳하게(?) 펴지는 것이 좋다고 생각한 적이 있었습니다. 의사나 환자나 다 그 수준을 원했었는데, 그 환자분들이 연예인이었던 경우 TV에서 표정연기를 잘 못하는 것을 보고 많은 분들이 보톡스 시술이 부자연스럽다고 생각하게 되었습니다. 그래서 지금은 저를 비롯해서 여러 전문가들이 어느 정도 눈썹의 움직임이 살아있도록 만드는 데까지 신경을 쓰고 있습니다. 가급적 경험이 많은 의사에게 시술받는 것이 중요한 이유입니다.

그리고 이마주름을 손으로 당겨보아 주름이 완전히 펴지지 않는다면 보톡스만으로는 한계가 있습니다. 이때는 필러(filler)의 도움을 받아야 합니다. 즉, 보톡스로 근육을 마비시켜 주름이 더 이상 심해지지 않도록 만든 다음, 하나하나의 깊은 골짜기 같은 주름 속에 필러라는 인공피부 물질을 세심하게 주사해서 그 부



필자의 병원에는 TV 인터뷰 사진들이 여럿 걸려있다. 그 중에는 '예쁜 얼굴을 만드는 마이더스의 손'이라는 제목의 인터뷰 사진도 있다. 부끄러운 문구라고 생각했었는데 어느 날 1주일 후에 결혼을 한다는 어떤 예쁜 환자분이 대뜸 이런 말씀을 하는 것이었다. '원장님 손이 마이더스의 손이 맞는가 봐요.'

알고 보니 그 분은 4개월 전에 필자에게 볼과 다크서클, 팔자주름 등에 필러 시술을 받고, 눈가주름에도 보톡스 주사를 맞으셨던 분이었다. 당시에 급하게 시술을 원하시길래 이유를 물어보았더니 며칠 후에 모처럼 선을 보신다는 대답을 들었었다. 그런데 그때 만나신 분과 잘 되어 4개월 만에 드디어 결혼에 골인을 하게 된 것이다. 필자의 치료 때문에만 잘되셨다고 믿지는 않지만 그래도 환자분의 삶에 많은 도움을 드린 기분이 들어 기분이 좋아졌다.

결혼식 잘 하시고 행복하게 사세요~~.

분을 채우는 것입니다. 이 때 숙련의에게 치료받지 않으면 1년 가까이 사라지지 않는 몽우리 같은 것들이 생길 수 있습니다. 그런 경우는 물론 해결방법은 있습니다만 잠깐이라도 마음고생을 하게 됩니다.

## 110 미간에 수직으로 주름이 자주 생겨 인상 찌푸리지 말라는 말을 자주 듣습니다. 쉽게 해결하는 방법이 있을까요?

이마나 눈가주름은 나이가 들어보여 치료받으러 많이 오시기는 합니다만, 대개 자연스럽게 보이기도 하고 지긋한 나잇살을 짐작하게 하는 정도입니다. 하지만 미간주름은 거의 언제나 부정적인 인상을 줍니다. 미간주름은 못마땅한 일이 있을 때만 생기는 것은 아니며 뭔가를 자세히 살펴보기 위해 눈의 초점을 조절하다보면 자연적으로 생기기도 합니다. 하지만 '우거지상이 되었다' 거나 '이마에 내 천(川)자가 생겼다', 또는 '인상을 쓴다' 는 표현은 모두 미간에 생기는 특유의 기분 나쁜 푹 파인 주름을 지목하는 말로서 그런 말을 듣는 것은 상당히 기분이 좋지 않습니다. 그리고 제가 보기에는 미간주름을 보톡스로 치료하면 이마나 눈가에 생기는 주름보다 삶의 질이 더 많이 향상되는 것 같습니다. 그것은 다른 주름들에 비해 미간주름이 인상을 훨씬 나쁘게 보이게 만들기 때문입니다.

미간 부위에는 수직으로는 비근근(눈살근, procerus), 수평으로는 눈썹주름근(추미근, corrugator supercilii)가 있는데, 이들이 반복적으로 수축하다보면 각각 미간의 세로주름과 가로주름의 원인이 됩니다. 따라서 보톡스 주사는 두 근육에 모두 시행하는 것이 보통입니다. 대개 브이(V)자 모양으로 다섯 군데 주사하는 방법이 일반적입니다. 효과는 다음날이면 나타나기 시작해서 1주일이면 거의 완전히 나타나고 대개 4개월 내외 효과가 유지됩니다. 미간주름이 너무 깊으면 보톡스와 함께 필러(filler) 주사요법을 함께 시행하는 것이 좋습니다.

## 111

언제부턴가 제 아내가 웃을 때마다 눈가에 자글자글한 주름이 생겨서 마음이 아픕니다. 바쁜 사람이어서 시간을 많이 못 냅니다. 간편하게 해결하는 방법이 있는지요?

우리 주변에 보면 눈웃음이 예쁜 사람들이 많습니다. 미간주름이 주로 많이 찌푸려서 생기는 '나쁜' 주름인 것과 대조적으로 눈꼬리에서 옆으로 몇 갈래 갈라진 주름들은 대개 많이 웃어서 생기는 '좋은' 주름입니다. 하지만 그리 낭만적으로만 볼 일은 아닙니다. 어떤 주름이건 노화의 한 증상임이 분명하기에 치료를 원하시는 분들이 꽤 많습니다. 서양에선 눈가주름을 까마귀발을 닮았다고 해서 Crow's Feet, 즉 까마귀발주름이라고도 부릅니다.

눈가주름은 대개 젊을 때는 가만히 있을 때는 거의 없고 크게 웃을 때만 나타납니다. 하지만 30대 이후에는 피부의 탄성이 감소하고 노화가 진행되어 점점 주름이 깊어지고 진해져서 항상 존재하게 됩니다. 보통 '링클케어'라고 하면 눈가를 먼저 떠올리는 경향이 있습니다. 많은 화장품과 에스테틱용품들이 눈가의 잔주름 예방에 초점을 두고 있고, 얼굴 전체에 바르는 일반 보습제와는 별도로 눈가에만 바르는 '아이크림'이라는 특별한 보습제가 많이 사용되고 있는 것도 사실입니다. 제가 보기에도 자외선 차단 성분과 레티놀 등의 항노화 성분이 충분히 포함된 아이크림을 꾸준히 발라주는 것이 광노화를 막고 피부건조에 의한 일시적인 잔주름들을 예방하는데 도움을 주는 것 같습니다.

하지만 눈가주름의 궁극적인 해결책은 근육의 효과적인 마비에 있으며, 따라서 보톡스가 대단히 유용합니다. 대개 한쪽 눈가에 셋 또는 네 군데에 주사하며 상당히 얕게 주사해도 되므로 별로 아프지 않습니다. 효과 지속기간은 대개 4~5개월이며 이마나 미간에 비해 다소 짧을 수도 있습니다. 다른 주름과 마찬가지로 너무 깊은 주름은 필러(filler) 시술을 겸해서 받는 것이 좋습니다.

## 112

얼굴 다른 부위는 그럭저럭 괜찮은데 눈 밑에 잔주름이 많습니다. 눈밑주름도 보톡스로 해결이 되나요?

눈 밑은 나이가 들어가면서 변화가 많이 나타나는 곳입니다. 눈 밑 지방은 불룩하게 처져 내려오고 다크서클은 점점 진해집니다.

설상가상으로 쭈글쭈글한 주름선들이 자꾸 늘어나고 심해집니다. 나이가 들어서도 눈가가 예쁘고 건강해 보이는 분들은 정말 복 받은 분들입니다.

눈 주위의 피부는 대단히 얇고 극도로 민감합니다. 더구나 눈 바로 아래의 피부는 피지 분비가 거의 없고 지탱해 주는 뼈도 없으며 자외선 노출이 많은 부위이기 때문에 자연적인 노화와 광노화가 모두 심하게 일어납니다. 사람이 하루 평균 2만 번 눈을 떴다 감았다 한다고 하니 눈 주위 피부가 얼마나 많은 물리적인 스트레스를 받는지도 알 수 있습니다. 게다가 눈 주위를 자주 비비는 습관이 있으신 분들은 피부가 두꺼워지는 태선화(lichenification) 증상과 심한 주름선들이 생길 수 있습니다.

눈밑주름에 대해서 성형외과적으로는 피부를 절개하고 당겨서 꿰매는 이른바 하안검 성형술을 시행하기도 합니다. 눈 밑에 지방이 많이 튀어나온 경우 지방제거도 같이 시행합니다. 그 결과는 대단히 만족스러운 경우가 많지만, 눈꺼풀이 약간 바깥으로 말리는 안검외반(ectropion)과 같은 부작용이 있을 수 있는데다 수술 자체에 대한 두려움 때문에 실제로 이 수술을 받으러 성형외과로 발걸음을 옮기는 것이 그리 쉽지는 않아 보입니다.

그렇다면 보톡스는 어떨까요? 사실 눈 밑은 1990년대 말까지만 해도 보톡스 주사가 금기시되거나 상당히 조심스럽게만 시행되었던 부위입니다. 하지만 지금은 비교적 시술방법이 표준화되어 있습니다. 물론 이마나 미간주름에 비해서는 훨씬 난이도가 높다고 볼 수 있습니다. 일반적으로 양쪽 아래 눈꺼풀에 한두 곳씩 얕게 주사하면 되며 이 방법은 눈을 크게 만드는 방법으로도 사용됩니다. 대개 만족도가 100점 만점에 50~60점 정도라고 보시면 됩니다. 만족도가 대단히 높지는 않습니다만, 그래도 보톡스 말고 간단하게 이 정도의 효과를 볼 수 있는 치료법이 거의 없기 때문에 보톡스가 인기입니다.

주름이 깊지 않으면 가벼운 필링이나 레이저 박피, 폴라리스 등이 도움이 될 수 있으며 깊은 주름은 필러를 이용하기도 하나 눈 밑의 필러 주사는 많은 주의를 요하며 숙련의에게 의뢰하셔야 합니다.

보톡스로 자신의 눈밑주름을 어느 정도까지 치료할 수 있는지 간단히 해볼 수 있는 테스트를 알려드립니다. 눈 밑의 피부를 아래로 당겨보아 원위치로 금방 잘 돌아가는지 살펴보면 됩니다. 탄력있게 잘 돌아가는 사람이 보톡스 시술의 결과가 좋습니다. 당긴 상태의 피부가 그대로 계속 머물러 있으면 보톡스 시술의 결과도 많이 좋지는 않을 수 있습니다. 따라서 비슷한 말 같지만 젊을 때 눈밑주름을 치료하는 것이 결과도 좋고, 또 나중에 나이들었을 때의 심각한 눈밑주름을 예방하는 한 방법이 될 수도 있습니다.

## 113



평소에는 잘 모르는데 크게 웃을 때마다 콧잔등이 구겨지고(?) 꼭 토끼처럼 보입니다. 이런 주름도 보톡스로 잘 해결되나요?

웃는 모습이 귀여운 사람, 특히 웃을 때 눈이 작아지면서 얼굴 상부에 많은 주름이 잡히는 사람을 자세히 보면 웃을 때 콧잔등 주위로 생기는 방사상의 주름선들이 크게 눈에 띕니다. 콧잔등주름은 애교스럽고 귀여운 이미지를 주는 것이 보통입니다. 하지만 그 정도가 너무 심하거나 나이가 들면서 깊이가 깊어지면 쭈글쭈글한 인상을 주어 미친개의 모습까지 연상될 정도가 되고 이쯤 되면 아무래도 치료하는 것이 좋을 겁니다. 미간의 수평주름과 동시에 나타나는 경우도 많으므로 이때는 미간 치료를 함께 받는 것이 좋습니다.

콧잔등주름(bunny lines)은 일반적으로 비근(upper nasalis)이 과도하게 수축해서 발생합니다. 대개 눈 안쪽 끝에서 코의 중간부분으로 방사상으로 양쪽이 대칭인 여러 겹의 주름들이 발생합니다. 미간에도 수평으로 여러 주름선들이 생긴다면 이는 비근근(눈살근, procerus)의 수축 때문입니다. 콧잔등주름은 근육 때문에 생기는 것이 분명한 만큼 치료방법으로 보톡스 주사가 각광을 받고 있습니다. 우선 환자에게 크게 웃거나 찌푸리게 해서 코의 상부를 쭈글쭈글하게 만든 뒤 코의 좌우 각각 1~2곳에 주사하면 됩니다. 주사액이 고르게 퍼지게 하기 위해 주사 후 부드러운 마사지를 해주는 것도 중요합니다.

친정어머님이 입술 위쪽으로 잔주름이 잔뜩 생기셨습니다. 보기에도 안 좋지만 특히 립스틱을 바르면 입술 주위로 번지신다며 불편해하십니다. 간단하면서 좋은 해결책이 없을까요?

립스틱이 깔끔하게 그려지지 않고 입술 주위로 조금씩 번지는 것을 느끼시는 분들이 있습니다. 거울을 자세히 보면 입술 주위로 여러 개의 수직주름들이 생긴 것을 볼 수 있습니다. 아침에 립스틱을 그리면서 입술 경계가 분명하게 안 그려지는 것을 보며 자기가 나이 들었음을 처음 진지하게 깨닫는 분들도 있습니다. 화가가 노인 얼굴을 스케치할 때 빼놓지 않고 그리는 것이 바로 윗입술주름입니다.

윗입술주름(upper lip wrinkles)은 여러 가지 요인이 복합적으로 작용해서 발생합니다. 중요한 요인으로는 자외선, 흡연, 선천적 요인 등이 있으며 단순히 노화(endogenous aging) 그 자체도 피부위축을 가져오면서 주름을 발생시킵니다. 그리고 다른 주름들과 마찬가지로 근육의 반복적인 강한 수축이 중요한 악화요인입니다. 예를 들어 관악기 주자나 휘파람을 즐겨 부는 사람들에게서 윗입술주름을 자주 관찰하게 됩니다.

윗입술주름은 레이저나 화학 박피로 치료할 수도 있지만, 일정기간 동안 사회생활이 힘들고 피부 표면의 주름만 개선할 뿐 근본적인 원인인 근육활동엔 영향을 주지 못한다는 단점이 있었습니다. 즉, 소위 입술 주위의 잔주름에는 효과가 어느 정도 있으나 깊은 주름에는 큰 영향을 주지 못한다는 것입니다. 따라서 특히 깊은 윗입술주름은 보톡스 단독 또는 보톡스와 필러(filler)의 병합요법으로 치료하는 것이 좋은 것 같습니다.

우선 보톡스를 윗입술 근처에 네 군데 주사한 뒤 심한 수직주름에는 필러를 특별한 방법으로 주입합니다. 보톡스만 시술할 때는 마취 없이 3분 정도면 치료가 끝나며, 필러를 같이 할 때는 10~20분 정도가 추가로 소요됩니다. 즉시 일상생활이 가능합니다. 보톡스는 4개월에 한 번씩 주사하며 필러는 대략 6~12개월 정도 유지됩니다.

## 115 언제부턴가 웃을 때마다 입꼬리가 처지면서 깊게 파이고 있습니다. 팔자주름과는 다른 것 같은데, 이 부위도 보톡스로 해결되는지요?

처진입꼬리주름, 꼭두각시주름 또는 마리오네뜨 라인(marionette lines)이라고 부르는 주름이 생기신 것 같습니다. 이 주름이 있으면 입꼬리가 밑으로 처지면서 슬픈 표정이 됩니다. 어두운 인상을 주는 것이 보통입니다. 입꼬리를 아래로 당기는 입꼬리내림근이라는 근육이 있는데 여러 가지 원인에 의해 이 근육의 힘이 과도하거나 입꼬리를 위로 당기는 근육인 큰광대근과 작은광대근의 힘이 상대적으로 약해졌을 때 발생하게 됩니다.

 발생 메카니즘에 근육이 분명하게 관여하기 때문인데, 보톡스를 입꼬리 옆의 특정 부위에 주사하면 입꼬리내림근의 힘이 약해지면서 큰광대근과 작은광대근이 입꼬리를 위로 당겨 문제가 해결될 수 있습니다. 필요하다면 추가적으로 필러를 주름 부위에 주사하는 것도 좋은 치료법입니다. 특히 나이가 드신 분들은 필러 시술을 추가하는 경우가 대부분입니다.


# 116

제 남편 턱끝이 반달모양으로 파여 있습니다. 성형외과에선 수술을 권하는데 혹시 보톡스 같은 주사로 간단하게 치료할 수는 없나요?


턱 끝에 반달을 거꾸로 그려놓은 듯한 깊은 주름 때문에 고민하는 사람들이 있습니다. 턱끝주름(mental crease)이라고 부르는데, 영화배우처럼 보이기도 하지만 노쇠하거나 지나치게 강인한 인상을 주는 것이 보통입니다. 그리고 얼굴의 다른 주름들에 비해 대단히 깊고 단단하게 파여 있어 흉터 같은 인상을 주기도 합니다. 턱이 앞으로 나왔거나(prognathic jaw) 뺨에 임플란트를 삽입한 환자에서 호발하는 경향이 있다고 알려져 있습니다.

하지만 결국 턱끝주름도 근육 즉, 이하근(mentalis)의 과도한 수축과 연관됩니다. 따라서 보톡스로 호전될 수 있습니다. 시술은 마취는 필요 없고 2~4군데 정도 주사하는 것으로 충분합니다. 다만, 턱 끝의 근육 해부학을 정확히 모르고 주사하면 원치 않는 근육들이 마비되어 말하거나 음식을 먹을 때 지장이 있을 수 있으니 숙련된 의사에게 시술받을 필요가 있습니다. 그리고 주름이 너무 깊은 경우에는 필러를 함께 사용하는 것이 좋습니다.

## 117

목에 여러 줄의 기다란 주름선들이 있습니다. 나이가 들어 보여 목욕탕에 갈 때마다 신경이 많이 쓰입니다. 보톡스로 치료가 가능하다고 하던데 어떻게 하는 건가요?

얼굴주름이나 검버섯을 치료하려고 병원에 오시는 분들을 보면 목에도 여러 갈래의 수평주름들이 자리 잡고 있는 것을 흔히 볼 수 있습니다. 수평목주름(horizontal neck lines)을 나무의 나이테에 비유하는 사람도 있을 정도로 목주름은 분명히 노화의 한 증상입니다. 목에 대해서 조금 더 살펴보면, 목은 우리 몸의 어떤 부위보다 더 다양한 움직임을 소화해내는 아주 중요한 관절 부위입니다. 하루에도 수천 번씩 다양한 각도와 방향으로 구부러지고 펴지는 운동을 통해 목의 피부는 계속적으로 주름을 만들도록 강요되고 있습니다. 여기에 많은 여성들이 얼굴에는 선크림을 잘 바르지만 목은 소홀히 함으로서 자외선에 그대로 노출되는 경우가 많아 이래저래 노화의 징표들이 잘 나타날 수 있는 부위입니다.

목에는 피부 바로 밑으로 넓고 긴 근육이 하나 있는데 그 이름은 넓은 목근(광경근, platysma)입니다. 가슴 위쪽에서 시작해서 목의 앞과 옆면을 덮으면서 올라가 얼굴 하부의 근육들과 연결됩니다. 넓은목근의 과도한 활동과 피부노화로 인해 수평으로 긴 목주름들이 생기게 됩니다.

레이저나 화학 박피로 치료하면 목의 피부가 박피 후의 피부재생이 활발하지 않아 결과가 만족스럽지 않은 것이 보통입니다. 최근에 목주름에 보톡스 주사를 이용한 치료법이 도입되어 호평을 받고 있습니다. 보톡스는 수평목주름에 대한 비교적 새로운 대안으로서 주름을 따라 보톡스를 2cm 간격으로 여러 곳에 얕게 주사하면 됩니다. 시술 후 몇 군데 작은 멍이 드는 경우도 있지만, 즉시 일상생활하는 것이 가능합니다.

얼굴주름들에 비하면 치료결과를 예측하는 것이 조금은 어려운 것이 단점이고 현재로서는 보톡스 치료가 수평목주름에 대한 절대적인 해결책이라고 볼 수는 없습니다. 하지만 이 정도 간단한 시술로 이 정도의 효과를 얻는 치료는 보톡스밖에 없다고 할 수 있습니다. 뿐만 아니라 비교적 젊은 나이에 일찍 보톡스로 치료를 받기 시작하면 나중에 주름제거술과 같은 목 성형수술을 받는 시기를 많이 늦출 수 있다고 생각합니다. 경우에 따라선 필러 주사가 큰 도움이 되기도 합니다만, 숙련의가 시술하지 않으면 오히려 결과가 더 나빠질 수도 있습니다.

$$118$$ 앞가슴에 주름선들이 있습니다. 데콜테라인이라고도 하는 것 같던데 보기가 흉합니다. 혹시 보톡스로 해결될 수 있나요?

데콜테는 목에서 앞가슴 정도까지의 부위를 이르는 단어이고 여기 생기는 수평 또는 수직주름이 데콜테라인, 즉 앞가슴주름입니다. 서양인들의 경우에는 35세 정도 이후에는 대개 일시적으로나마 앞가슴의 중-상부에 흉골 주위로 얕은 주름들이 생기기 시작하고 나이가 들면 점점 심해지고 밑으로 내려오다가 50세쯤 되면 거의 영구적으로 존재하게 된다고 합니다. 우리도 사우나에 가면 나이든 여성 (남성도 마찬가지)의 데콜테 부위가 노쇠해 있거나 깊은 주름들이 여러 개 잡힌 것을 드물지 않게 볼 수 있습니다. 데콜테 부위가 나이가 들거나 자외선 때문에 약화되면 아무래도 유방의 탄력에도 영향을 주어 가슴이 밑으로 처지는데 영향을 준다고 합니다. 그래서 이전에는 가슴관리 하면 유방 그 자체만을 마사지하는 방식을 취했던 시절도 있었지만 지금은 데콜테 부위를 모두 중요시합니다.

데콜테 부위의 잔주름들은 자외선이 중요한 요인입니다. 따라서 서양에 비해 가슴 부위의 일광노출이 상대적으로 적은 우리나라 여성들은 심한 데콜테 라인을 보이는 경우가 많지 않습니다. 하지만 넓은목근 (광경근, platysma)이 오랜 기간에 걸쳐 반복적으로 수축하다보면 깊은 주름선들이 생기게 되는데 이런 깊은 주름은 일광노출과 큰 관계가 없고 보톡스로 치료될 수 있는 주름입니다. 보톡스는 우선 환자에게 넓은

목근을 수축시켜보게 해서 근육이 가장 왕성하게 수축하는 부분부터
시작해 대략 2cm 간격으로 피하 주사하면 됩니다. 대개 마취크림을
30분 정도 미리 바르고 하며, 시술 후 즉시 일상생활하는데 어려움이
없습니다만 샤워는 2~3일간 피하는 것이 좋습니다.

# 119

보톡스로 눈썹을 올릴 수 있다고 들었습니다. 그게 사실
이라면 힘든 수술을 하지 않아도 될 것 같은데, 어떻게 하
는 건가요?

안면성형을 전공하거나 보톡스 시술에 대한 경험이 많은 의
사들은 누구나 눈썹 위치가 절대로 고정된 것이 아니라는 사실을 잘 알
고 있습니다. 눈썹은 마치 위아래로 고무줄을 매달아 공중에 띄워놓은
상태와 비슷합니다. 다시 말해 위의 고무줄을 당기거나 아래 고무줄을
풀면 눈썹은 위로 올라갈 것이고, 아래의 고무줄을 당기거나 위의 고무
줄을 풀면 당연히 눈썹은 아래로 내려갈 것입니다. 이런 힘의 역학관계
를 잘 이용하면 힘들이지 않고 쉽게 눈썹을 위로 올릴 수 있습니다.

보톡스를 이용해서 눈썹을 상승(brow lift)시키기 위해서는 일반적으로
눈썹을 아래로 당기는 근육들을 마비시키는 방법을 택합니다. 이렇게
하면 눈썹이 대략 1~3mm 정도 상승하고 효과는 3~4개월 유지됩니
다. 고작 그 정도 올라가나 하는 분들도 있겠지만, 얼굴에선 1mm만 변
화가 생겨도 인상에 많은 영향을 줍니다. 눈썹 전체의 높이를 움직일

수도 있고 원한다면 내측이나 외측만 움직일 수도 있습니다. 수술을 하지 않고 주사만으로 눈썹이 상승한다는 사실을 모르는 사람들이 많은데 여러 사람들에게 상당히 유용한 정보가 될 것으로 봅니다. 숙련의에게 시술받지 않으면 눈썹이 올라가는 것이 아니라 오히려 눈꺼풀이 아래로 떨어지는 안검하수 증세가 나타날 수도 있으니 주의를 요합니다. 요즘 성형외과에서는 내시경을 이용해 눈썹을 상승시킨 뒤 효과가 만족스럽지 않은 경우 좀 더 올리기 위해서 보톡스 주사를 추가적으로 사용하는 경우도 흔합니다. 그리고 드물기는 하지만 양쪽 눈썹의 위치가 대칭이 되지 않는 환자분의 경우 한 쪽 눈썹을 보톡스로 내리는 시술도 하고 있습니다.

## 120

아래 눈꺼풀이 두꺼워서 항상 피곤해보입니다. 이 경우에도 보톡스가 도움이 될 수 있나요?

아래 눈꺼풀이 두꺼우면 피곤하거나 부자연스러워 보일 수 있습니다. 처음에는 웃을 때만 두꺼워지다가 증상이 심해지면 표정을 짓지 않은 상태에서도 부어있는 것 같이 보입니다. 그러면 그 아래로 그림자까지 생겨 나이도 더 들어보입니다. 선천적으로 눈 밑이 튀어나온 이들도 있습니다. '개구리 눈'을 연상시키기도 하는데 외국에서는 이러한 눈매를 가리켜 '피곤한 눈(fatigue eyes)'이라고 부릅니다. 우리나라에서는 '애교살'이라고 부르면서 이런 눈매를 선호하는 경향마저 있지만, 서양에서는 치료의 대상으로 보고 있습니다.

두꺼운 아래 눈꺼풀, 즉 하안검비후(orbicularis hypertrophy)의 중요한 원인은 눈 밑 속눈썹 바로 아랫부분의 근육인 눈둘레근(안륜근, orbicularis oculi)이 과도하게 수축하는 것입니다. 따라서 결국 근육 문제이므로 보톡스로 잘 치료됩니다. 양쪽 아래 눈꺼풀에 각각 1~2대 정도의 보톡스 주사로 충분하며 치료시간은 1~2분 걸립니다. 며칠 후면 피곤하게 보이던 눈 밑이 많이 정리되고 주름들도 덩달아 해소되고 또 때로는 눈이 더 커지는 결과를 가져오게 됩니다. 물론, 성형외과적으로 근육을 잘라낼 수도 있으나 결코 가벼운 수술이 아닙니다.

## 121 보톡스로 코를 높인다는 말을 들었는데 그게 정말 가능한가요?

정확하게 말하면 '코끝'을 높이는 게 가능합니다. 코는 눈이나 입과는 달리 얼굴 한가운데 오똑하게 솟아있는 구조물로서 자신감을 상징하기도 합니다. 파스칼의 '팡세'에 나오는 '클레오파트라의 코가 조금만 더 낮았더라면 세계는 달라졌을 것이다'라는 말도 많은 것을 생각하게 합니다. 동양인, 특히 한국사람에게 있어서 가장 흔한 성형수술의 하나가 바로 융비술(augmentation rhinoplasty) 즉, 코를 높이는 수술입니다. 이는 서양인들에 비해 동양인의 코가 둥글고 낮은 경향을 보이기 때문입니다. 서양의 매력적인 미인들은 대개 우리보다 월등히 코가 높습니다.

코 자체가 낮은 경우 말고도 이른바 화살코(long drooping nose)라고 하여 코끝이 코기둥보다 앞으로 돌출되어 있으면서 아래로 구부러져 정면에서 볼 때는 화살촉 모양이고 옆에서 볼 때는 코의 길이가 길어보이는 사람들도 보톡스의 도움을 받을 수 있습니다. 이는 비익연골(alar cartilage)이 아래로 쳐져 내려오기 때문인데 인상이 날카롭게 보이거나 나이가 들어보이는 경향이 있습니다.

물론 코를 높이는 데 있어서 아직 성형외과적으로 실리콘 같은 임플란트를 삽입하는 수술을 대체할 수 있는 치료법은 없습니다. 하지만 코끝만 조금 높이고 싶다든지 소위 화살코가 미세하게 와있는 환자라면 수술 전에 보톡스 주사를 먼저 시도해보는 것도 좋은 방법입니다. 그리고 평상시에는 괜찮다가 웃을 때만 코끝이 아래로 가라앉는 환자에게도 큰 도움이 됩니다. 하지만 보톡스로 코를 높이는 시술(nasal lift)은 아직 많은 연구가 이루어진 것이 아니어서 숙련의에 의한 조심스러운 접근을 요합니다. 저의 경우 코기둥과 콧방울 부위에 모두 3~6곳에 주사하는 방법으로 시술하며 대부분의 환자에서 1mm 이상 코끝이 상승합니다. 효과는 3개월 정도 가는 것 같습니다. 1mm를 무시하지 마시기 바랍니다. 클레오파트라의 코가 1mm만 낮았더라도 세계는 달라졌을지 모릅니다.

필러 주사로 코 전체 또는 코끝을 높이는 시술도 매우 유용합니다. 초창기보다 필러 주입기술이 많이 발달했기 때문입니다. 요즘은 필러 주사만 시행하는 경우도 많고, 필러와 보톡스를 함께 시술하기도 합니다. 물론 코끝만 약간 올리는 것이 목표라면 보톡스 단독으로도 좋은 효과를 보실 수 있습니다.


**122** 사춘기 이후에 날이 갈수록 턱이 커져 이제는 완전한 사각턱입니다. 보톡스로 간편하게 치료할 수 있다는 말을 여러 번 들었는데 어떻게 하는 건가요?

세상은 참으로 빠르게 변해가고 있습니다. 저를 비롯해 몇 전문가들이 처음에 보톡스로 주름을 편다고 했을 때는 일반인과 의사를 막론하고 이게 무슨 자다가 봉창 두드리는 소리냐는 반응을 보이는 사람들이 많았습니다. 그런데 지금은 보톡스를 빼놓고는 주름 치료를 생각하기 힘든 세상이 되었습니다. 아이러니컬하게도 2000년대 초에 보톡스로 사각턱을 해결할 수 있다고 말하자 이번에도 의심의 눈초리를 보내는 사람들이 여전히 많았습니다. 하지만 오늘날 많은 성형외과에서조차 턱뼈가 별로 크지 않고 근육만 두툼한 환자들에게는 보톡스 시술을 우선 권할 정도로 세상이 바뀌었습니다.

옛부터 '부잣집 맏며느리 감' 이라고 말하면 흔히 몸집이 듬직하면서 얼굴도 보름달처럼 크고 복스럽게 생긴 사람을 일컫는 좋은 말이었습니다. 하지만 지금 그런 말을 들으면 화를 낼 여자분들도 적지 않을 겁니다. 왜 그럴까요? 사실 서양에서는 각진 얼굴, 즉 하악각(mandibular angle)이 두드러져 정면에서 보았을 때 뒤쪽으로 약간 그림자가 생겨 보이는 인상을 젊고 아름답게 생각해서 선호하는 경향이 있습니다. 그런데 동양에서는 서양에 비해 짧은 얼굴이 많아 하악각이 두드러지면 얼굴이 답답해 보이고 고집이 세거나 남성적인 인상을 주므로 달걀형의 얼굴로 바꾸기 원하는 사람들이 꽤 많습니다. 더구나 최근에는 사각턱이라고 보기 어려운 분들도 조금이라도 턱 부위를 더 가늘게 보이고 싶어 하는 경향마저 있습니다. 얼굴이 갸름하고 연약해 보이는 유명 연예인들 때문인 것 같습니다.

사각턱(squared face)에는 크게 세 가지 종류가 있습니다. 턱뼈만 큰 경우, 뼈는 정상인데 근육만 두툼한 경우, 그리고 뼈와 근육이 모두 큰 경우입니다. 서양과는 달리 우리나라에는 뼈만 큰 경우보다는 근육만 크거나 두 개가 모두 큰 경우가 많다고 알려져 있습니다. 근육이 정상보다 큰 경우는 양성교근 비대증(benign masseteric hypertrophy)이라 부르며, 대개 20~40세 사이에 호발합니다. 보톡스로 사각턱을 치료한다고 말할 때는 바로 이 양성교근 비대증을 치료한다는 의미가 있습니다. 양쪽 턱의 근육이 모두 큰 경우가 대부분이지만 한쪽에만 비대증이 생기는 경우도 있고, 사람에 따라서는 근육만 큰 것이 아니라 통증이 동반되면서 입을 완전히 여는 것이 어려운 경우도 있습니다.

양성교근 비대증의 원인은 한가지로 요약되지는 않습니다만, 대개

한쪽으로만 씹는 습관이 있거나 밤중에 이를 갈거나 악무는 생활습관
이 있는 경우가 많습니다. 그리고 오징어나 껌을 즐겨 씹는 습관이 있
는 경우에도 호발합니다. 이는 '일을 많이 하는 근육은 크기가 커진다'
는 상식과 일치하는 것이며, 헬스클럽에서 집중적으로 운동시키는 근
육이 커지는 것을 연상하면 쉽게 이해가 될 겁니다.

사각턱은 성형외과에서 외과적인 수술을 통해 치료하는 것이 상식입
니다만, 뼈가 아닌 근육이 큰 경우는 합병증의 위험 때문에 성형외과에
서도 수술을 꺼리는 경우가 많습니다. 따라서 보톡스는 양성교근 비대
증 환자에게 대단히 유용한 치료법입니다. 보톡스로 사각턱이 치료되
는 원리는 간단합니다. 교통사고로 팔을 다친 뒤 깁스를 하고 나중에
풀어보면 그쪽 팔이 반대쪽보다 가늘어져있는 것을 볼 수 있습니다. 비
슷한 원리라고 생각하면 됩니다. 보톡스로 몇 달 동안 저작근육의 특정
부위를 마비시키면 그 부분이 퇴화하면서 작아져 겉으로 봤을 때 사각
턱 부분이 갸름하게 보이는 것입니다. 즉, '사용하지 않는 근육은 퇴화
한다'는 단순한 원리를 적용한 것입니다. 물론 씹거나 말하는 기능에
는 전혀 지장이 없는 특정 부위만 치료하는 것이므로 걱정할 필요는 없
습니다.

보톡스는 양쪽 턱에 각각 3대 정도씩 주사하는데 여드름 한두 개 짜
는 것보다 안 아픕니다. 주사 후 4주 정도 지나면 대부분의 환자가 사
각턱이 들어가고 있는 것을 느낄 수 있으며, 예민하신 분들이나 사각턱
이 워낙 컸던 분들은 2주만 지나도 알 수 있습니다. 첫 주사 4개월 후 2

차 시술을 하며 그 후부터는 대개 6~12개월마다 시술하면 됩니다. 껌이나 질긴 음식 먹는 습관을 버리면 효과가 좀 더 오래 유지됩니다.

사각턱의 보톡스 시술 장점을 요약해보면 ① 시술시간이 5분 이내로 짧고, ② 통증이 적어 마취가 필요 없고, ③ 즉시 일상생활이 가능하고, ④ 서서히 좋아지므로 다른 사람이 눈치채기 어렵고, ⑤ 수술로는 치료가 힘든 '근육비대'를 해결하며, ⑥ 저작근 통증이나 밤에 이갈이가 있는 경우 그 문제도 함께 해결해준다는 것입니다.

## 123

저는 소위 말하는 무다리입니다. 특히 계단을 올라가려고 하면 알통이 심하게 튀어나옵니다. 수술 없이 보톡스만으로 종아리를 날씬하게 만든다고 TV에서 본 것 같은데 그게 정말 가능한가요?

동양여성은 서양여성에 비해 다리가 짧고 두껍게 보이는 경향이 있습니다. 증상이 심하면 여름철에도 치마를 입지 못하고 바지만 입는다고 호소하며 수영장에 가는 것을 두려워합니다. 이는 어린 시절부터 치마 입은 여학생들의 다리를 가리켜 '무다리', '조선무다리', '숏다리' 등으로 놀리며 자라온 우리네 문화와도 많이 연관되어 있습니다. 가늘고 긴 종아리가 선망의 대상이 되고 있는 것입니다.

두꺼운 종아리는 세 가지 형태로 나누어 볼 수 있습니다. 즉, 장딴지근(gastrocnemius, 비복근)이 두꺼운 경우, 피하지방이 과도하게 축적된 경우 그리고 두 가지가 모두 있는 형태입니다. 첫 번째의 소위 ‘근육형’은 주로 종아리 내측의 근육비후가 문제가 되는데 외과의사나 보톡스 시술가에게 아주 좋은 적응증이 됩니다. 두 번째의 소위 ‘지방형’은 종아리가 전체적으로 두툼한 형태이며 이 경우는 전신적인 지방축적이 동반되는 경우가 많고, 마지막의 소위 ‘혼합형’은 제일 많이 보는 형태인 것 같습니다. 이 가운데 근육형과 혼합형이 보톡스의 좋은 치료대상입니다.

그리고 근육형 가운데는 몸이 마른 형태고 종아리도 별로 두껍지 않지만 걷거나 계단을 오를 때, 혹 하이힐을 신을 때 ‘알통’이 심하게 튀어나오는 경우가 적지 않습니다. 날씬한 모델이나 항공기 승무원, 연예인은 물론 일반인들 가운데도 이런 문제로 고민하는 경우가 꽤 있습니다. 근육이 두꺼워지는 원인으로는 유전적인 요인과 많은 운동량이 중요합니다. 특히 어릴 때부터 육상이나 무용과 같은 하반신 운동을 많이 했던 사람들 가운데 몸은 갸름해도 종아리의 ‘알통’이 단단하고 두꺼운 경우가 많습니다.

수술적으로 근육절제술(myectomy)이나 신경절제술(selective neurectomy)을 할 수도 있지만, 이들은 모두 수술 자체가 그리 쉽지 않은데다가 심각한 부작용이 유발될 가능성도 배제할 수 없습니다. 물론 최근 우리나라에서 좋은 수술성적들이 보고되고 있어 고무적입니다. 종아리를 매끈하게(calf contouring) 만드는 데 있어서 지방흡입술도 좋은 방법이 될 수 있습니다. 하지만 종아리의 지방층은 신체 다른 부위에 비해 두껍지 않은 것이 보통이고 지방보다는 근육이 문제인 경우가 많으므로, 순수한 지방형이 아닌 혼합형의 경우 근육을 줄이는 시술과 같이 시행되어지는 것이 바람직합니다. 물론 발목이 두꺼운 경우는 아무래도 지방흡입이 중요한 시술입니다. 그 외에 고주파 치료법이 최근에 도입되었는데, 흉터가 거의 남지 않고 효과가 오래간다는 장점이 있지만, 몇 주 동안 생활에 지장이 있는데다 아직은 효과와 안전성이 충분히 검증되지는 않은 상태이므로 전문가와 충분히 상의 후에 결정해야 합니다.

보톡스 시술방법을 간단하게 요약하면, 우선 ① 종아리 사이즈를 측정하고, ② 바르는 마취약으로 30~60분 정도 마취한 뒤, ③ 침대에 눕고, ④ 시술 부위를 특수펜으로 표시한 뒤, ⑤ 1~1.5cm 정도의 간격을 두고 여러 곳에 보톡스를 주입합니다. 1시간 정도면 시술을 마치고 집에 돌아갈 수 있으며, 주사 직후엔 1~2시간 걷는 것이 약물의 흡수에 도움이 될 수 있으나 과도한 운동은 피하는 것이 좋습니다. 물론 시술 후에 즉시 일상생활이 가능합니다.

시술 후 1주 이내에 알통이 부드러워지는 것을 느끼고 하이힐을 신었을 때 맵시가 나는 것을 볼 수 있습니다. 그리고 1달 정도 지나면 종아리 둘레가 평균 1cm 가량 줄어듭니다. 시간이 흐를수록 모양은 점점 좋아지고 더 얇아지는데 효과는 대개 6개월 이상 유지되며, 6~9개월에 한 번씩 시술하면 충분합니다.

**124** 저는 웃을 때 잇몸이 노출되는 증상이 있습니다. 크게 웃는 것이 두려울 정도입니다. 잇몸노출증도 보톡스로 쉽게 치료할 수 있다고 들었는데 어떻게 하는 건지 설명해주세요.

활짝 웃는 것을 두려워하는 사람들이 있다는 사실은 우리를 슬프게 합니다. 대부분의 사람들은 크게 웃을 때 잇몸이 약간 보일까 말까 하는 정도지만 잇몸이 거의 치아 높이만큼이나 크게 보이는 사람들이 있습니다. 잇몸노출증(gummy smile) 자체를 질환이라고 보기는 어렵고 귀여운 매력도 있지만, 잇몸이 노출되면 세련된 인상을 주지 못하고 때로는 상대방에게 자기 속살을 보여주는 듯한 느낌을 가지시는 분들도 있습니다. 결국 크게 웃을 때마다 손으로 입을 가리거나 아예 억지로 웃음을 참아야만 하는 어려움이 있었습니다.

잇몸노출증의 원인은 여러 가지가 있습니다. 앞니가 앞으로 튀어나와서 윗입술이 잘 덮지 못하는 경우, 윗입술 안쪽의 힘줄(상순소대)이 웃을 때마다 입술을 위쪽으로 너무 많이 잡아당기는 경우, 위턱의 치조돌기(치아 바로 위의 뼈)가 많이 자라서 치아와 잇몸이 아랫방향으로 내려가 발생하는 경우, 그리고 특정 약물을 장기간 복용하거나 치주염이 미약하게 있을 때 잇몸 조직이 과도하게 자라서 치아의 상당부분을 덮어 결과적으로 치아의 길이가 짧아보이게 되는 경우 같은 것이 있습니다. 일반적으로는 치아교정과 아울러 악안면 성형수술을 시행하는 것이 필요한 경우가 많고, 상순소대의 문제인 경우는 상순소대를 절제해주는 것만으로 해결될 수도 있어 그리 어렵지는 않습니다. 하지만

'수술'에 대한 두려움 때문에 이 문제를 '의학적으로' 해결하지 못하고 마음고생만 하는 환자들이 꽤 있습니다. 그리고 어차피 이런 수술로도 문제가 완전히 해결되지 않아 결국 저희 병원으로 오시는 분들도 있습니다.

보톡스로 잇몸노출증을 치료하는 것의 장점은 첫째, 원인에 별 관계없이 일률적으로 행해질 수 있다는 점과 둘째, 마취가 필요없다는 점, 그리고 셋째는 시술에 고작 1분도 채 안 걸린다는 점입니다. 다만 숙련된 의사가 아니라면 정확한 주사지점을 찾기 어려워 입술 움직임이 부자연스러워질 수 있다는 점을 주의해야 합니다. 잇몸노출증을 보톡스로 치료하면 앓던 이 빠진 것만큼이나 속시원한 느낌을 가지게 되는 것이 보통입니다. 효과는 3~4개월 정도 유지됩니다.

## 125

사진을 찍으면 항상 턱이 울퉁불퉁하게 나옵니다. 무슨 흉터가 있는 것도 아닌 것 같은데 왜 이렇게 되었는지 모르겠어요. 이것도 보톡스로 치료되나요?

**턱이** 매끈하지 않고 자갈밭 모양으로 울퉁불퉁한 사람들이 적지 않습니다. 우리말로는 자갈모양턱 또는 귤껍질모양턱 정도로 부를 수 있겠는데, 턱이 짧아 보이거나 심지어 무턱으로 오인받기도 합니다. 증상이 심하지 않더라도 특별한 표정을 짓거나 발음을 할 때 턱 모양이 울퉁불퉁해지는 경우를 우리 주위에서 많이 봅니다.

자갈모양턱의 원인도 근육과 관련이 있습니다. 턱에는 이하근(mentalis)이라는 근육이 있는데 입의 기능과는 직접적인 연관이 없지만 턱 끝의 피부를 상승시키는 역할을 합니다. 이하근이 과도하게 수축하면 자갈모양턱이 나타나게 되며 나이가 들면서 턱 피부의 콜라겐과 피하지방이 소실되면 증상이 더욱 심해지게 됩니다.

이전에는 필러로만 교정하거나 레이저 박피 등의 방법을 통해 치료했었는데, 자갈모양턱(cobblestone chin)의 궁극적인 원인인 이하근의 수축을 막지 못했으므로 그 치료효과에는 한계가 있었습니다. 하지만 지금은 보톡스 주사 덕택에 상당히 손쉽게 치료하는 것이 가능해졌습니다. 필요하다면 필러를 함께 주입하는 것도 좋습니다. 보톡스 시술은 마취 없이 3분 정도 걸리며 효과는 4개월가량 유지됩니다.

## 126

어머님 목에 언제부턴가 수직으로 몇 개의 두꺼운 띠 같은 것이 생겼습니다. 식사하거나 말씀하실 때마다 그게 보이는데 노화 때문이겠지요? 혹시 보톡스로 치료가 되나요?

40~50대 이후에는 목에 수직방향으로 띠처럼 두꺼워진 근육다발들이 만져지는 경우가 흔히 있습니다. 이 증상은 말할 때, 침 삼킬 때, 운동할 때 또는 악기를 연주할 때처럼 근육이 활발히 움직일 때 확실히 나타나는 것이 특징이며 주로 목의 전면부에 나타나고 대개 한 개에서 서너 개 정도씩 나타나게 됩니다.

수직넓은목근띠(vertical platysmal band)의 원인은 가슴 위쪽에서 시작해 목의 피부 바로 밑을 통과해 얼굴 하부의 표정근육들과 연결되는 아주 넓은 근육인 '넓은목근(광경근, platysma)' 의 노화 때문입니다. 이 근육의 과도한 활동과 긴장의 감소, 그리고 노화의 결과 수평방향으로는 긴 목주름들이 생겨나고 수직으로는 두꺼운 띠들이 몇 개 생기게 됩니다.

현재로서는 각 띠마다 서너 곳에 보톡스를 주사하는 것이 효과적인 치료법입니다. 경우에 따라서는 이중 턱도 같이 호전되는 장점이 있으며, 보톡스는 목 부분에 성형수술을 시행하기에 너무 젊거나 너무 나이가 많은 경우에 적극 권장됩니다. 얼굴은 화장으로 잘 커버하더라도 목에 짜글짜글한 주름이나 수직의 근육다발들이 보이면 아무래도 노쇠해보이기 때문에 목에 좀 더 신경을 써야 할 겁니다.

# 127

여름에 남들처럼 민소매 옷을 입고 싶은데 겨드랑이에 땀이 많이 나서 금방 젖고 색깔이 바랩니다. 겨드랑이 다한증이라고 하던데 보톡스로 확실히 치료효과를 볼 수 있는 건지 알려주세요.

손바닥 같은 곳에 다한증(hyperhidrosis)이 심하면 군대도 면제입니다. 왜냐하면 땀이 정상인보다 너무 많이 나면 생활에 불편함을 겪는 것은 물론 무기를 다루기 힘들기 때문입니다. 땀이 많이 나는 것도 병이냐 하는 분도 계시겠지만, 당해보지 않은 사람은 그게 얼마나 불편한 일인지 알 수가 없습니다.

겨드랑이 다한증에 대해 먼저 살펴보겠습니다. 겨드랑이 다한증 환자가 호소하는 가장 불편한 점은 옷을 자주 갈아입어야 한다는 것입니다. 특히 더운 여름철에 겨드랑이 밑의 내의나 민소매 옷이 계속 젖어있는다는 것은 생각만 해도 불쾌한 일입니다. 신경과민으로 사회적으로 격리되는 느낌을 가지게 되는 환자도 있고, 때로는 암내, 즉 액취증과 동반될 수도 있으며 25%의 환자는 손바닥-발바닥 다한증을 같이 가진다고 알려져 있습니다.

손바닥 다한증이 있는 분들은 무엇보다 악수할 때 당황하게 됩니다. 손바닥의 땀은 상대방에게 긴장하고 있다는 암시를 주고 산뜻한 인상을 주지 못하기 때문입니다. 그리고 이런 환자들로서는 자주 손을 닦아야 하는 것도 보통 일이 아닙니다. 항상 손수건이나 화장지를 가지고 다녀야 합니다. 종이를 이용한 작업을 할 때나 직업적으로 손에 땀이 있으면 안되는 일을 하는 경우에도 많이 불편합니다. 손바닥 다한증 환자들은 기구나 옷감에 묻어있는 화학 물질이 땀에 용해되어 접촉피부염을 잘 일으키는 경향마저 있다고 합니다. 이외에 발이 계속 젖어있어 생활이 불편한 발바닥 다한증과 프레이 증후군이라고도 하는 미각 다한증이 잘 알려져 있습니다.

다한증은 말 그대로 땀이 너무 많이 나는 질환입니다. 체온조절과 연관된 땀의 분비는 에크린한선에 의해 이루어지는데 주로 겨드랑이, 손바닥, 발바닥 등에 많이 분포합니다. 그리고 이 에크린한선에서 땀을 분비하라는 신호는 바로 '아세틸콜린' 이라는 신경전달 물질에 의해 일어나며, 이것이 바로 아세틸콜린의 분비를 차단해서 근육을 마비해 얼굴주름을 치료했던 보톡스가 다한증의 치료에도 사용될 수 있는 이유입니다.

다한증은 교감신경절제술로 치료하는 방법이 잘 알려져 있습니다. 그런데 보상성 다한증이라고 하여 몸의 다른 부위에 많은 양의 땀이 대신 발생하는 부작용이 항상 문제입니다. 어떤 분은 이전엔 겨드랑이가 젖어 고생했는데, 수술을 받은 후에는 웃옷 전체가 다 젖어 고생이라는 말을 하기도 했습니다. 보상성 다한증은 신경절제수술 후 50~80% 정도의 환자에서 경험하게 됩니다. 그래서 다한증에 대한 보톡스 시술이 인기를 끌게 된 것입니다. 보톡스는 주사한 그 부위에만 땀이 안 날뿐 보상성 다한증을 발생시키지 않기 때문입니다. 심지어 수술 후 합병증으로 생긴 보상성 다한증을 보톡스로 치료하기도 합니다.

보톡스 시술법을 요약해보면, ① 우선 요오드-녹말 검사를 통해 다한증의 심한 정도와 위치를 정확하게 측정하고, ② 마취연고를 바르고 1시간 정도 기다린 후, ③ 보톡스를 주사합니다. 시술에는 대략 10~30분이 소요됩니다. 대단히 신속하고 편리한 시술입니다. 시술 후의 부작용이 거의 없고 치료의 실패율도 낮다는 것이 증명되어 있으며, 환자나 의사 모두의 만족도가 높다는 점이 또한 큰 장점입니다. 대개 1년에 한 번 정도씩 반복 시술하면 됩니다.

## 128

눈가주름에는 항상 보톡스를 대여섯 군데 맞았었는데, 이번에는 어떤 클리닉에서 몇 십대를 맞았습니다. 효과도 이전과는 많이 다르네요. 이런 치료도 있는 건가요?

일반적으로 보톡스를 주사할 때는 근육 또는 피하에 고농도로 몇 군데 주사하는 것이 보통입니다. 즉, 주름의 원인이 되는 근육 속으로 직접 보톡스를 주입하는 방식입니다. 그런데 최근 희석을 많이 해서 농도를 낮추고 좀 더 얕게 즉, 진피층에 많은 횟수의 주사를 하는 새로운 치료법이 도입되었습니다. 이런 시술은 병원에 따라 마이크로보톡스, 더모톡신, 보톡스리프트, 메조보톡스, 메조톡신 등으로 부르며, 최근에 미스빕(MISBIB, Multiple Intradermal Small Bolus Injection of BTX)이라는 용어가 새로 제창되어 사용 중에 있습니다.

기존의 메조보톡스나 더모톡신 같은 치료법은 과학적인 근거가 미약해 현대의학의 뿌리인 근거중심의학(evidence-based medicine)이라는 관점에서 바라보았을 때 마치 한의학 같은 느낌을 주었던 것이 사실입니다. 효과에 대해서는 믿기 어려울 정도로 뛰어난 치료결과를 약속하지만 실제로 과학적인 연구자료가 거의 없고 무엇보다 치료원리를 제대로 설명하지 못했기 때문입니다. 치료방법도 시술자마다 표준화되지 못하였습니다.

하지만 일부 환자에서 위의 치료들을 시행 후 효과가 나타나는 것이 분명한 것 같아 좀 더 과학적으로 보톡스의 치료기전을 분석하고 연구

한 결과 미스빕이라는 새로운 치료법이 탄생한 것입니다. 미스빕의 치료원리는 상당히 복잡하고 의학적인 전문지식이 필요하므로 여기서는 간단하게 제목만 요약해 보겠습니다. 우선 땀샘(에크린한선)이 위축하고 땀 분비가 감소하며, 피지선이 위축하고 피지 분비가 역시 감소할 수 있고, 약간의 불완전한 근육마비가 유발되고 그로 인해 임파액이 저류되며 진피 내의 근육 성분들 즉, 기모근과 근상피 세포가 마비되면서 전체적으로 팽팽해짐과 조여지는 효과가 동시에 나타납니다. 이러한 치료원리는 보톡스가 아세틸콜린, 서브스턴스-P, 노르에피네프린 등의 신경전달 물질을 차단하거나 억제해서 생깁니다.

미스빕 시술을 받으면 피부가 팽팽해지고 조여드는 기분이 들면서 잔주름과 모공이 줄어들고 피부에 탄력이 증가하는 것을 느낍니다. 소위 말하는 '리프팅' 효과입니다. 거기에다 땀과 피지 분비도 줄어들 수 있고 여드름이 호전되기도 합니다. 모공과 여드름에 대한 효과는 사람에 따라 차이가 많은 편이지만 일부 환자에서는 상당히 극적으로 나타날 수도 있습니다. 이마나 눈가주름에 시술하면 기존 치료법보다 좀 더 자연스러운 모양이 될 수 있고 턱에 시행하면 피부가 팽팽해지면서 턱선도 예뻐집니다. 목의 잔주름도 상당 수준 해결될 수 있고 이론적으로는 신체 모든 노화피부 부위에 적용될 수 있습니다. 미스빕에서 빼놓을 수 없는 것은 얼굴이 쉽게 붉어지는 안면홍조증(facial flushing)의 치료에도 상당히 효과적이라는 사실입니다.

하지만 모든 환자에게 미스빕을 적용할 수는 없습니다. 어떤 분들은 확실히 기존 방식으로 보톡스를 주입하는 것이 효과도 크고 부작용도 없습니다. 미스빕을 거의 만병통치약 수준으로 설명하는 병원도 있는데, 그건 절대 그렇지 않습니다. 미스빕은 전문의와 자세한 상담 후에 적용 여부를 결정하시기 바랍니다.

## 미스빕 시술은 어떤 식으로 받는 건가요?

# 129

최근에 미스빕(MISBIB, Multiple Intradermal Small Bolus Injection of BTX) 시술을 하는 병원이 늘고 있지만 아직은 시술방법이 표준화되어 있지는 않습니다. 여기서는 제 병원에서 시행하는 방법을 기준으로 설명드리겠습니다.

치료 부위가 작으면 냉동마취 또는 마취크림만으로 충분하고 부위가 넓으면 신경차단마취를 합니다. 신경차단마취는 어려운 기술에 속하며 숙련된 시술자에게 받으시는 것이 좋습니다. 시술 부위는 대체로 이마, 양볼, 턱선, 목의 네 부분으로 나눌 수 있고 각각 10~15분 정도 소요됩니다.

시술 직후 붉은 주사 자국이 금방 없어지는 분도 있고 하루 정도 자국이 유지되는 분들도 있습니다. 병원에서 드리는 특별한 연고를 바르시면 자국이 빨리 사라집니다. 시술 다음날에는 정상생활에 거의 문제가 없습니다. 효과는 며칠 후부터 나타나기 시작해 1주일 정도면 거의 확실해지며 1회의 시술로 2~3개월 효과가 지속되고 여기에는 개인차가 있을 수 있습니다. 일부 병원에서 2주 정도 간격으로 여러 번 주사하는 경우가 있는데 항체 생성의 가능성이 높아져 많은 전문가들은 이런 방법은 권장하고 있지 않습니다.

미스빕 시술은 기존의 보톡스 시술에 비해 사람에 따른 효과의 정도와 유지기간에 차이가 좀 더 많이 나는 것이 사실입니다. 대단히 좋은 사람이 있고 약간의 호전 정도로 만족해야 하는 사람도 있습니다. 하지만 한 번의 간단한 시술로 이 정도의 리프팅을 이렇게 오래 유지할 수 있는 방법은 미스빕 말고는 별로 없다고 말할 수 있습니다.

# 8

# 필러 시술

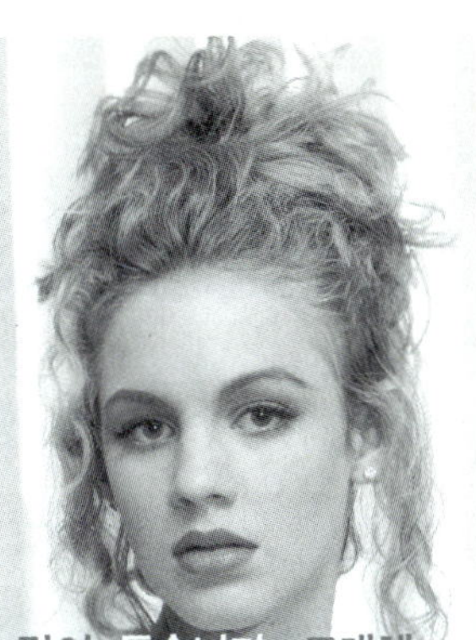

# 130



몇 년 전만 해도 제가 환자분들에게 필러에 대해 자세한 소개를 해야 했지만, 지금은 필러가 뭔지 알고 오시는 분들이 부쩍 많아진 것을 봅니다. 필러는 그동안 일반인들 뿐 아니라 의사들 사이에서도 대표적인 필러 성분인 콜라겐의 이름을 따서 콜라겐 주사, 또는 대표적인 필러 상품명인 레스틸렌®의 이름을 따서 레스틸렌 주사라고도 불려 왔습니다. 이는 보툴리눔독소 A형 주사제들이 모두 한 회사의 상품명인 보톡스® 주사로 불려온 것과 비슷한 것입니다.

의학적으로 사용되는 필러(filler)의 정의는 '연조직 결손 부위 또는 미용적으로 부피가 증강될 필요가 있는 부위에 주입되어 채우는(filling) 물질' 입니다. 필러를 상품화되어 나온 미리 충전되어진 주사기(prefilled syringe)로 생각한다면 협의의 정의가 될 것이고, 자가지방 같은 非상용 물질이나 알로덤, 고어텍스 등과 같이 고형 물질이어서 주사가 아닌 방법으로 삽입해야 하는 물질(surgical implant)을 포함시킨다면 광의의 정의가 될 것입니다. 대개는 후자의 정의를 택하며 압토스실과 같이 비록 채우는(filling) 물질은 아니지만 특별한 실을 이용해서 연조직 확대의 효과를 보는 제품들도 필러의 정의에 포함시키기도 합니다.

보톡스가 근육을 '마비' 시켜 주름을 펴고 그 자신은 주사 후 곧 사라지는 것과는 달리 필러는 근육과는 무관하고 피부 속의 일정한 장소를 '채워' 수개월~수년간 계속 존재하면서 볼륨을 주는 점이 다릅니다.

# 131

필러로 입술이나 코 높이는 것이 제 친구들 사이에 유행입니다. 필러가 언제부터 사용되기 시작했는지 궁금해지네요.

필러라는 단어는 사용된 지 그리 오래되지 않았습니다만, 그 역사는 꽤 오래되었습니다. 19세기 말, 환자 자신의 지방을 떼어내어 피부가 꺼져있는 다른 부위에 이식했던 것이 최초의 필러라고 할 수 있습니다. 그 후 지금은 잘 사용하지 않지만 인공 물질인 파라핀과 실리콘으로 이어졌는데, 이 물질들은 암을 유발하거나 장기적인 이물반응 때문에 문제가 되어 결국 우리나라와 미국을 비롯해 대부분의 국가에서 금지하고 있습니다. 하지만 우리나라에서 소위 '야매' 라고 부르는 비의료인들에 의한 비의학적인 파라핀이나 실리콘 주사 시술이 많이 이루어지고 있어 사회적으로 큰 문제가 되고 있다는 것은 주지의 사실입니다. 그리고 지금도 유럽에서는 실리콘 주사를 법적으로 막지 않는 국가들이 많아 유럽에서 필러 시술을 받는 분들의 주의가 요망된다는 사실도 알려드립니다.

같은 주사 시술이라도 보톡스가 20세기 후반이 되어서야 성형 시술의 황태자로 등장한 것에 비해 한 세기가 넘는 오랜 시간 성형 시술에 사용되어 온 필러가 최근 들어서 갑자기 큰 주목을 받는 데는 몇 가지 이유가 있습니다. 첫째는 보톡스가 이마나 미간주름과 같은 얼굴 위쪽의 주름들을 확실하게 해결하는데 비해 상대적으로 얼굴 아래쪽에는 효과가 뚜렷하지 않아 필러 같은 다른 시술이 절실히 필요해졌다는 것입니다. 물론 지금은 보톡스로도 얼굴 아래쪽의 많은 문제들이 해결되고 있음은 주지의 사실입니다.

필러가 주목받는 두 번째 이유는 각종 성형수술로 눈 밑의 지방을 빼고 이마나 뺨을 당기다 보면 얼굴이 너무 빈약하고 볼품이 없어 보인다는 점입니다. 젊어보이고 어려보이기 위해서는 얼굴에 볼륨이 필요하다는 사실에 최근 들어서야 주목하기 시작한 것입니다. 따라서 얼굴에 볼륨을 주는 가장 손쉽고 확실한 방법으로서 필러가 대두되고 있는 것입니다.

세 번째는 필러 자체도 그동안 과학적으로 안전성, 취급용이성, 지속성 등에 있어 비약적인 발전을 이루어왔다는 것입니다. 필러 주사 후 이물 반응이나 알러지 반응을 염려할 필요가 줄어들고 있으며, 인체 내에서의 수명도 점점 길어지고 있습니다. 가격도 저렴해지고 있고 종류도 다양해진 것입니다.

네 번째는 성형수술은 한번 받으면 그 결과가 거의 영구적이어서 마음에 안 들어도 다시 되돌리기가 어렵기 때문에 미리 필러로 시술을 받아봄으로써 수술결과를 예측해볼 수 있다는 점입니다. 이런 경우는 대개 단기 필러를 사용하게 되는데, 수개월 후에 필러의 수명이 다하면 그 때 가서 성형수술을 받을지 아니면 이번에는 오래가는 장기 필러를 시술받을지 결정하게 됩니다.

## 132 필러가 다 똑같은 줄 알았더니 종류가 상당히 많은가봅니다. 필러 종류를 알기 쉽게 정리해주세요.

필러의 종류는 생각보다 다양합니다. 현재 세계적으로 200가지 이상의 제품이 존재하며 국내에서 사용이 허가된 제품만 30가지가 넘습니다. 이렇게 많은 필러들을 분류하는 방법은 다양하지만, 주사형 필러의 경우 다음과 같이 분류하면 이해하기 쉬울 겁니다. 단, 모든 필러를 일정한 기준으로 재단하는 것이 항상 가능한 일은 아니며 여기 언급되는 필러들도 계속 조금씩 업그레이드 되는 중이라는 사실을 밝혀둡니다. 각 필러의 수명은 개인별로 부위별로 차이가 있으며, 여기 언급되는 필러들은 모두 현재 국내에서 사용 중인 제품들입니다.

① 단기 필러 : 필러의 수명이 전통적인 콜라겐 필러는 3~6개월, 요즘 많이 사용되는 히알루론산 필러는 6~12개월 정도입니다. 히알루론산 필러에는 레스틸렌(Restylane), 테오시알(TeoSyal), 쥬비덤(Juvederm), 매트리덱스(Matridex), 로필란 하일란겔(Rofilan Hylan Gel) 등이 있으며, 각자 여러 체급을 가지고 있는 경우가 많아 시술 부위나 목적에 따라 다른 필러를 사용하게 됩니다.

② 중기 필러 : 필러의 수명이 1~2년 정도로, 여기에는 최근 등장한 새로운 콜라겐 필러인 에볼런스(Evolence)가 대표적입니다.

③ 장기 필러 : 필러의 수명이 2~3년 이상으로 알려져 있는데, 대표적인 필러로는 래디어스(Radiesse), 아쿠아미드(Aquamid), 아테콜(Artecoll) 등이 있습니다.

## 133

친구들이 필러 주사를 맞고 온 것을 보니 마음에 들지 않는 경우도 있네요. 필러는 그냥 무조건 피부 속에 주사하기만 하는 게 아닌가 봐요. 특별한 테크닉이 있나보던데….

필러 주사방법을 일반인이 자세히 알 필요는 전혀 없습니다. 미용외과학적인 교육을 충실히 받은 전문의에게 시술받으시면 됩니다. 하지만 아는 것이 힘인지라 여기서는 개략적인 내용을 말씀드리겠습니다.

필러 주사방법은 시술목적, 주사제의 종류, 주사 부위 피부의 두께, 주변의 혈관분포, 그리고 주사 부위를 단단한 뼈조직이 지탱해주고 있는지 등의 여부에 따라 달라지게 됩니다. 이런 요인들을 근거로 해서 주사 깊이도 달라지고 주사각도, 주사기바늘 경사면의 상하방향, 주사기를 한 번에 뒤로 끌면서 다량으로 주입할 것인지 여러 번 조금씩 나누어 주사할 것인지의 여부, 부채꼴로 주사할 것인지 그물격자모양으로 주사할 것인지의 여부 등을 결정하게 됩니다. 그리고 똑같은 주사제라도 사용하는 주사바늘의 두께나 주사 후 마사지 방법 등에 따라 결과에 차이가 있습니다.

필러 시술은 보톡스 시술보다 더 복잡하고 어렵다고 할 수 있으며 그만큼 시술자의 손을 많이 탑니다. 다른 의사들로부터 필러 시술 후 문제가 생긴 환자들을 많이 의뢰받았는데, 시술자의 테크닉과 연관된 경우가 많았습니다.

## 134

병원에서 필러와 보톡스를 함께 시술하는 것이 좋겠다고 했습니다. 두 시술을 병행하는 경우가 많은가요?

오랫동안 보톡스와 필러성형을 해오면서 느끼는 점은 두 시술을 동시에 시행하는 것이 좋을 때가 꽤 있다는 겁니다. 예를 들어 너무 깊게 파인 미간주름이나 이마주름, 그리고 코끝 높이기나 윗입술주름, 처진입꼬리주름 치료 등에 있어서 두 시술은 서로의 단점을 잘 보완해주는 치료법입니다.  따라서 특정 필러에 대한 신문기사제목이었던 '보톡스보다 더 좋은 주름개선 주사제', 'OOO 주목. 보톡스의 주름치료 아성 깨지나' 등의 상업적인 문구는 소비자인 환자를 기만하는 글입니다. 두 주사제는 각자 서로 침범할 수 없는 치료영역이 있습니다. 일반적으로 보톡스로 치료할 부분을 필러로 치료하지는 않으며, 마찬가지로 필러로 치료할 부분을 보톡스로 치료하는 경우도 생각하기 어렵습니다.

필러의 입장에서 보면 보톡스는 두 가지 의미를 가집니다. 우선 주름에 대한 필러의 주사량을 줄일 수 있습니다. 그 이유는 보톡스로 근육이 마비되면 주름이 대폭 감소하기 때문에 필러의 필요량이 그만큼 줄어들기 때문입니다. 그리고 보톡스에 의해 근육의 움직임이 최소화됨으로써 필러가 자리 잡은 주위 조직의 움직임도 줄어들어 조직 내에서의 필러 수명이 길어지는 효과가 있습니다. 그런데 필러와 보톡스를 함께 사용하는 경우, 가장 중요한 이유는 사실 '어느 한 가지로는 최상의 치료가 어려운 경우'가 많기 때문입니다. 예를 들어 위에서 언급한 심하게 파인 미간주름의 경우 보톡스와 필러를 함께 시도하는 것이 각자 단독으로 시술하는 것보다 효과가 더 좋습니다. 보톡스와 필러는 1~2주 정도 간격을 띄우고 시술하는 것이 보통이지만, 숙련의의 경우 동시에 시술해도 별 문제가 없습니다.

## 135

눈 밑 다크서클 때문에 항상 화장에 애를 먹습니다. 필러 주사로 간단하게 없앨 수 있다는 말을 들었는데 그게 사실인가요?

다크서클(dark circle)은 의학용어는 아니지만 최근에 일반인과 의사들 사이에서 상당히 많이 사용되고 있습니다. 우리말로는 '눈 밑 그늘' 정도로 번역할 수 있겠는데 눈 밑이 거무스름하고 탄력을 잃게 되면 인상이 어둡고 나이가 더 들어 보입니다. 피곤하고 슬프거나 혹 아픈 인상까지 줄 수도 있습니다. 다크서클의 원인은 여러 가지가 있습니다. 눈 밑의 혈관이 비쳐보이는 경우, 안구의 밑을 떠받치고 있는 안와지방이 빠져나와서 눈 아래가 두툼해져 그 아래로 그늘 즉, 눈물도랑(tear trough)이 생기는 경우, 그리고 눈 밑 피부에 색소가 침착되어있는 경우 등입니다.

당연히 각 원인별로 치료방법이 다릅니다. 혈관 문제인 경우, 혈관 레이저나 IPL을 이용해 혈관을 파괴할 수 있습니다. 대개 눈 주위로는 중요한 혈관들이 많고 또 그 직경이 큰 경우가 많아 치료가 쉽지는 않지만 숙련의를 통해 2~4주 정도 간격으로 수차례 시술받으면 어느 정도 호전이 있게 됩니다. 지방이 문제인 경우는 결막을 레이저로 절개해 지방만 빼내거나 하안검 성형술을 시행하면서 지방을 빼내는 방법이 있습니다. 전자는 흉터는 남지 않지만 눈밑주름이 남기도 하고 후자는 흉터가 문제입니다. 그리고 색소침착이 문제라면 당연히 큐스위치 레이저나 IPL, 미백연고, 비타민-C 전기이온영동법 등으로 치료합니다.

시간이 많이 걸리기는 하지만 꾸준히만 치료하면 어느 정도 이상의 효과를 볼 수 있습니다.

그렇다면 다크서클을 치료하는데 필러 주사가 어떻게 이용될 수 있는지, 그리고 얼마나 유용한지 설명드리겠습니다. 결코 쉬운 시술은 아니지만 그동안 수백 명의 다크서클 환자를 치료하면서 치료결과는 대개 100점 만점에 80~90점 이상이었다고 봅니다. 다크서클 부위를 보면 피부가 주위보다 꺼져있는 경우가 많습니다. 꺼진 부위에 필러를 넣으면 되는 것인데 마치 파여 있는 웅덩이를 흙으로 채워 편평하게 만든다고 생각하면 될 겁니다. 이 부위가 편평하게 채워지면 깊은 혈관도 덜 두드러져 보이는 것은 물론 눈 밑에 그림자가 훨씬 덜 지므로 다크서클이 부드럽고 밝게 보이게 됩니다. 단, 꼭 숙련의를 찾아가서 시술받으시기 바랍니다. 시술에는 마취하는 시간을 포함해 30분 미만이 걸리며 거의 부기도 없고 시술 즉시 일상생활 하는데 지장이 없습니다. 나이가 많거나 멍이 잘 드는 체질을 가지고 있다면 약간의 멍이 들 수도 있지만 며칠이면 사라집니다. 치료효과는 즉시 나타나며 대개 1년 이상 효과가 유지됩니다.

136 나이에 비해 팔자주름이 심해서 치료를 받아보려고 합니다. 요즘은 주사로 간단하게 치료한다고 하던데 어떻게 하는 건가요?

팔자주름 즉, 비구순주름(nasolabial folds)은 코 옆에서 시작해 입술 옆까지 길고 깊게 八字모양으로 뻗어있는 주름으로 사람에 따라 그 모양과 깊이, 넓이 등에 차이가 있습니다. 어떤 사람은 코 바로 옆 부분만 깊게 파여 있고 어떤 이는 입술 바로 옆으로 여러 겹의 가느다란 주름선들이 모여 있으며 또 어떤 이는 코에서 입술 아래쪽까지 아주 기다란 골짜기를 형성하기도 합니다. 팔자주름은 본래 신생아에선 없다가 얼굴이 노화되면서 '반드시' 존재하게 되는데 피곤하거나 날카로운 인상을 주게 되고 나이가 더 들어보이게 합니다.

팔자주름이 생기는 원인은 좀 복잡합니다. 우선 나이가 들면서 피부 자체가 위축되어 얇아지는데다가, 근육과 피부의 탄력성이 떨어지면서 뺨이 중력 방향으로 쳐지게 되고, 입술을 위로 당기는 근육들의 반복적인 심한 수축의 결과 깊은 고랑이 발생하는 것입니다. 입술을 위로 당기는 근육에는 작은광대근과 큰광대근(zygomaticus minor & major), 위입술올림근(levator labii superioris), 위입술콧방울올림근(levator labii superioris alaeque nasi), 입꼬리올림근(levator anguli oris)이 있으며 입꼬리당김근(risorius)도 일부 관여합니다.

자, 팔자주름은 어떻게 치료하는 걸까요? '귀족수술'이라는 말을 들어보셨을 겁니다. 팔자주름에 위아래 구멍을 두 개 뚫고 임플란트를 넣는 수술을 말합니다. 일반인들은 쉽게 하기 어려운 비싼 시술이라는 뜻도 있겠지만(물론 실제로는 그렇지 않습니다), 불필요한 일에 돈을 물 쓰듯이 쓰는 '몰지각한' 사람들을 비꼬는 의미도 들어있다고 생각합니다. 하지만 저는 이 수술을 굳이 귀족수술로 계속 불러야 한다면 나이 들어 보이거나 서민적으로(?) 보이던 얼굴이 젊고 품위있고 고급스럽게 바뀐다는 의미에서 사용해야 한다고 봅니다.

귀족수술은 전문용어로는 비구순부 융기술 또는 부비부 융기술을 의미하는 것으로 수술적인 방법으로 알로덤이나 고어텍스를 넣는 것이 전형적인데(이들도 넓은 의미로 보면 '필러'에 속합니다) 반영구적이라는 장점은 있지만 평생 이물질을 얼굴 피부에 가지고 산다는 점에서 부담감을 느끼는 환자들이 많습니다. 수술이 마음에 들지 않았을 때 피부로부터 제거하는 것이 결코 쉽지는 않으며, 삽입구 부위에 색소침착이 생기기도 합니다. 그리고 몇 년 지나면 피부노화로 인해 팔자주름 자체의 모양에도 변화가 오게 되어 뭔가를 더 넣지 않으면 안 될 때가 옵니다.

그래서 요즘은 필러 주사로 하는 귀족수술이 인기를 얻고 있습니다. 시술 자체에 10분 정도밖에 걸리지 않는데다가 시술 후 즉시 사회생활 하는데 지장이 없고, 마음에 들지 않아도 고치는 것이 어렵지 않으며 히알루론산 필러의 경우 심지어 깨끗이 녹이는 것도 가능하기 때문입니다. 대개 시술 1주일 정도 지난 뒤 다시 내원해서 살짝 보충하거나 마사지해서 완성도를 높이게 됩니다. 그리고 필러 시술은 모든 사람에게 같은 방법을 적용해서는 안 됩니다. 주름의 깊이와 주변 피부의 긴장정도, 그리고 볼살의 두께 등을 고려해 시행되지 않으면 필러가 오랫동안 피부 위로 돌출되거나 너무 일찍 꺼져 전혀 귀족적으로 보이지 않게 됩니다.

## 137

얼굴에 깊은 여드름 흉터가 많은데 곧 면접을 앞두고 있습니다. 박피를 받으려면 회복에 시간이 많이 걸리고, 그리고 어차피 여러 번 시술받아야 하는 것으로 알고 있습니다. 혹시 필러로 치료하면 금방 효과를 볼 수 있는지요?

여드름 자체는 치료가 그리 어려운 것이 아닙니다만, 여드름 흉터는 치료에 상당히 많은 시간과 노력을 필요로 합니다. 여드름 흉터 환자는 정도가 심한 환자부터 아주 경미한 환자까지 우리 주위에 꽤 많습니다. 그리고 어릴 때 수두를 앓고 지나간 자리에 3~5mm 정도의 직경을 갖는 동그란 피부함몰 부위가 생겨있는 사람도 상당히 자주 봅니다. 특히 수두 자국의 경우 정작 본인은 큰 문제를 못 느끼는 경우도 많은데, 처음 보는 사람에게는 웬만한 점에 못지않게 눈에 잘 띕니다.

여드름 흉터 치료방법은 여드름 치료방법 만큼이나 상당히 다양합니다. 현재 가장 널리 사용되는 효과적인 방법으로는 아무래도 소위 크로스(CROSS, chemical reconstruction of skin scars)라고 부르는 화학 박피와 어비움-야그 레이저 등을 이용한 레이저 박피를 꼽을 수 있겠습니다. 이런 박피는 효과는 크지만 한두 달 간격으로 여러 번의 시술횟수를 필요로 하므로 질문하신 분과 같이 급하게 면접이나 결혼식을 앞두고 계신 분들에게는 그림의 떡입니다. 시간이 없는 분들에게는 거기에 적당한 치료법이 필요합니다.

그런 분들에게 적당한 좋은 치료법을 하나 알려드리겠습니다. 필러 주사로 흉터의 파인 부분을 일일이 채우는 겁니다. 30분 정도 마취크림을 바르고 시술에는 흉터의 개수에 따라 5~30분 정도 걸립니다. 박 피를 두세 번 정도 받은 효과를 한 번에 얻을 수 있으며, 시술 즉시 일상생활에 별 어려움이 없고 효과는 6개월 여 지속됩니다. 그리 쉬운 시술은 아니므로 숙련의에게 시술받으시기 바랍니다.

## 138

중년에 접어드니 이마가 자꾸만 꺼져가네요. 지금은 머리를 뒤로 넘기고 다닐 수 없을 정도로 심하게 꺼졌습니다. 지방 주입만 생각하고 있었는데 혹시 필러로 간단하게 치료하는 것이 가능한가요? 그리고 예쁘게 되는지도 좀 알려주세요.

매력적인 중년여성들의 이마를 유심히 쳐다보면 정면에서 보았을 때 이마 한 가운데가 들어가 보이는 분들이 많습니다. 옆에서 쳐다보면 어떻게 이렇게까지 꺼졌을까 의아할 정도로 심하게 꺼진 경우도 많습니다. 제 병원에 이마를 예쁘게 키우기 위해서 오시는 분들은 대개 사회생활에도 적극적이신 분들이었는데 항상 이마에 대해서 말 못할 고민을 가지고 계셨습니다.

사람은 나이가 들면 얼굴의 연부조직들이 점점 꺼져가면서 뼈 부위를 중심으로 높이가 유지되고 다른 부분은 조금씩 빈약해져갑니다. 물론 뼈 자체도 점점 노화됩니다만 피부나 근육의 변화가 훨씬 빠르고 크게 느껴집니다. 그런데 꼭 나이가 많이 드신 분들이 병원을 찾으시는 것이 아닙니다. 아직 결혼도 안한 나이에 벌써 이마가 빈약해 자신감이 없는 환자들도 꽤 있었습니다. 그들은 다른 장점들이 많음에도 불구하고 마음마저 움츠러들어 있었습니다.

이마의 윤곽성형은 세 가지 정도의 방법으로 시행됩니다. 첫 번째는 머리 속에 절개선을 넣은 뒤 고어텍스나 알로덤 같은 임플란트를 집어넣는 겁니다. 장점은 효과가 영구적이고 나중에 마음에 안 들면 제거하는 것도 어느 정도는 가능하며 피부 표면이 매끄럽다는 것입니다. 단점은 어차피 얼굴 피부는 나이가 들어갈수록 점점 연부조직이 빠져나가게 되므로 몇 년 후에는 다시 조금씩 마음에 안 드는 부분들이 나타나게 되어 재치료가 불가피하다는 것입니다. 아울러 모양이 마음에 들지 않을 때 이론적으로는 제거가 가능하지만 실제로는 그리 수월하지 않다는 것과 비록 머리 속을 절개하므로 흉터 문제가 별로 없기는 하지만 예민한 분들은 앞머리 쪽에 생긴 흉터와 거기에 머리가 안 나는 것에 대해 불만을 갖기도 한다는 것입니다.

환자의 자가지방으로 이마에 주사하는 방법도 많이 이용되는데, 장점은 원가가 별로 들지 않아 수술비용이 비교적 저렴하고 이물반응이 없다는 겁니다. 하지만 요즘 나오는 필러들은 워낙 잘 만들어져서 어차피 이물반응의 걱정이 없으며, 지방을 주사하면 나중에 흡수되는 양을 생각해서 처음에 빵빵하게 넣어야 하므로 한 달 정도는 이마가 퉁퉁 부어있어 아무래도 불편합니다. 그리고 1년 정도 지나면 (시술자의 테크닉에 많이 좌우되지만) 주입된 지방의 20~70% 정도만 남게 되며 나이가 들면서 연부조직들이 계속 빠져나가는 것을 감안하면 어차피 그리 오래지 않아 재시술이 필요합니다.

그래서 요즘 필러 시술의 인기가 높습니다. 앞에서 언급한 고어텍스나 알로덤도 넓은 의미에서는 필러에 포함되지만, 지금은 대단히 많은 회사에서 좀 더 간편한 주사형 필러를 계속 개발하고 있습니다. 시술에는 마취시간 포함해서 1시간~1시간 반이 소요됩니다. 자가지방 주입보다 2배 이상 비용이 들지만 거의 부기가 없고 시술 즉시 일상생활이 가능하다는 점이 장점입니다. 필러의 종류에 따라 6개월~3년 정도 효과가 유지됩니다.

## 139 관자놀이 쪽이 꺼져서 얼굴이 볼품이 없습니다. 이 부위도 필러로 채워서 예쁘게 만드는 것이 가능한가요?

나이가 들수록 관자놀이 부분에 살이 없어집니다. 광대뼈가 많이 튀어나왔다고 생각하는 사람들 중에는 관자놀이 부분의 위축이 심해서 더욱 그렇게 느끼는 경우도 많습니다. 얼굴형이 전반적으로 달걀형인 사람이 선호되는 우리 문화에서 관자놀이 부분이 꺼지면 아무래도 뭔가 부족해 보이고 세련되지 못한 인상을 줄 수 있습니다. 이런 문제가 콤플렉스인 사람들은 머리를 앞으로 그냥 내리고 다니거나 긴 생머리로 얼굴 측면을 가리고 다니는 경향이 있습니다.

이마가 같이 꺼져있는 경우가 많아 함께 시술하는 경우가 흔하며 치료방법도 거의 동일합니다. 우선, 고어텍스나 실리콘, 알로덤과 같은

딱딱한 임플란트를 적절한 모양으로 성형한 뒤 머릿속을 절개해서 집
어넣는 방법은 얼굴에 흉터가 남지 않고 피부표면이 균질하며 효과가
반영구적이라는 장점을 가지고 있습니다. 하지만 관자놀이는 워낙 피
부가 얇고 말하거나 음식을 씹을 때 움직임이 많아서인지 이마 치료에
비해 임플란트에 대한 이물감이 큰 편입니다. 자가지방을 주입하는 방
법도 있는데 표면을 균일하게 만드는 것이 어렵습니다.

필러 시술은 나름대로 장점이 많은 치료법입니다. 위에서 말한 고
형 임플란트보다 장점이 있다면 아무 곳에도 칼로 절개선을 남기지
않으므로 흉터가 전혀 없고, 6개월~3년 정도 시간이 흐르면 자연적
으로 녹아 없어지므로 원하는 모습으로 다시 재성형이 가능하다는
점입니다. 피부표면도 좀 더 자연스러운 느낌이 듭니다. 단점이 있다
면 피부가 워낙 얇아 조심하지 않으면 울퉁불퉁해지기 쉽고 멍이 잘 들
수 있다는 정도입니다.

## 140

요즘은 필러로 코 높이는 것이 일반인이나 연예인들 사
이에 유행인 것 같습니다. 어떻게 하는 시술인지, 그리고
얼마나 높아지는지 알려주세요.

예쁜 코의 기준은 사람마다 조금씩 다르겠지만, 그래도 다소
가냘프면서 오똑하게 솟은 코가 가장 흔히 선호되는 모양일 것입니다.
그래서 수술들을 많이 하는데, 우리처럼 코가 낮은 민족이 성형수술 없

이 서양인들의 코처럼 높이 솟아오른다는 것은 사실상 불가능하다고 여겨왔습니다. 잡지나 인터넷에 아무리 코 높이는 민간요법들이 많이 소개되어 있고 코가 높아 보이는 메이크업 기술이 적혀있어도 정말로 코가 높아진다는 근거는 없습니다.

필러로 코를 높이는 시술은 몇 년 전까지만 해도 그리 많이 시행되지는 않았지만 지금은 그 간편성과 효과의 우수성 때문에 상당히 보편화된 시술로 자리 잡고 있습니다. 시술 자체는 5~10분 정도 소요되며 코끝을 많이 높이기 위해서는 보톡스를 함께 시술하는 것이 좋습니다. 시술 즉시 일상생활이 가능하며 필러만으로 1~2mm 정도 콧대와 코끝이 상승하며 효과는 6개월~3년 정도 유지됩니다. 얼굴에서 뭔가가 1mm 올라가거나 내려가면 인상에 많은 변화를 가져옵니다. 1mm라고 무시하면 안 됩니다.

실리콘 임플란트를 삽입하는 고전적인 코 성형수술과 비교해서 장점은 ① 감촉이 딱딱하지 않고 자연스럽다, ② 시술 즉시 부기가 거의 없고 일상생활이 가능하다, ③ 모양이 마음에 들지 않으면 재성형이 쉽고 히알루론산 필러의 경우 손쉽게 완전제거가 가능하다, ④ 코의 전체가 아닌 일부, 예를 들어 코뿌리나 코끝만 높이는 것이 쉽다, ⑤ 심하지 않은 매부리코를 쉽게 교정할 수 있다 등입니다. 성형외과에서 실리콘을 삽입한 후 마음에 들지 않아 필러로 좀 더 교정하러 오시는 환자분들도 많이 있습니다.

볼이 꺼지면 아무래도 나이가 들어보입니다. 이지적이고 성숙해 보이는 면도 있지만 차갑고 고생을 많이 한 듯한 인상을 주는 것도 사실입니다. 광대뼈가 더 나와 보일 수도 있고 각진 턱이 더 도드라져 보입니다. 우리 주위에는 볼이 너무 나와서 문제인 사람보다는 볼살이 너무 없어서 고민인 사람을 더 자주 보게 됩니다. 잡지나 인터넷을 통해 얻은 지식을 토대로 밥 먹을 때 물을 많이 먹으면 볼이 살찐다며 실행에 옮기는 사람도 있고, 책상에 앉을 때 손으로 턱을 받히고 앉으면서 얼굴을 두 손으로 감싸고 있으면 얼굴에 살이 찐다는 사람도 있습니다. 모두 다 근거 없는 말이며 볼이 빈약한 사람들에겐 너무 잔인한 '농담' 입니다.

볼을 키우는 필러 주사요법은 생각보다 쉬운 시술은 아닙니다. 이마에 비해 조금은 더 힘든 시술일 수 있습니다. 그 이유는 첫째, 이마는 조금만 높여줘도 가시적인 효과가 크지만 볼 주사는 많이 주입해도 약간 올라오는 정도에 불과하기 때문입니다. 물론 테크닉에 많이 좌우되기는 합니다. 그리고 둘째, 이마 피부 아래에는 단단하고 편평한 뼈가 있지만 볼은 뼈가 없거나 울퉁불퉁한 상태여서 균질한 높이를 만들기가 쉽지는 않다는 것입니다.

하지만 오랫동안 볼에 필러 시술을 시행해오며 느끼는 것은 '한 두 번의 보충치료만 제 때 와서 잘 받는다면 아주 괜찮은 치료법' 이라는 것입니다. 볼이 통통하고 예쁘게 나온 것은 비단 어린이들만의 전유물은 아닙니다. 30~60분 정도의 국소마취 후 30~40분 동안 필러를 주사하면 양 쪽 볼이 예쁘게 솟아오르게 됩니다. 웃거나 말할 때도 부자연스러운 부분이 거의 없습니다. 다만 너무 깊게 주사하면 한 달 만에 다 꺼지기도 하고, 거꾸로 너무 얕게 주사하면 피부표면이 울퉁불퉁해 보기가 영 좋지 않습니다. 숙련의에게 시술받아야 하는 이유입니다. 그리고 볼의 꺼짐이 지나치게 심한 경우는 통통하게 나오는 정도가 아니라 오목한 곳이 거의 편평한 정도로만 되는 것을 시술 목표로 삼아야 만족도도 높고 비용을 줄일 수 있습니다.

# 142

연예인들 입술을 보면 도톰하고 예쁘기 그지없습니다. 저도 필러 주사로 그런 입술이 될 수 있을까요?

맨얼굴에서 가장 컬러풀한 부위가 바로 입술입니다. 작고 얇은 입술은 예민하거나 날카로워 보이기 십상입니다. 색깔까지 흐리다면 병약해 보일 수도 있습니다. 그에 비해 도톰한 입술은 건강해보이고 훨씬 여성스러워 보입니다. 그래서 입술이 작은 경우는 립스틱을 본래의 윤곽보다 약간 밖으로 그리거나 아랫입술을 크게 그리는 방식으로 커버하는 것이 현대여성들의 기본상식입니다. 특히 젊고 발랄한 입술

을 만들기 위해서는 립스틱 색상은 밝고 옅은 색이 좋고 펄이 든 것을
추천하는 경우가 많습니다.

우리 주위에는 입술이 예쁜 연예인들이 너무 많습니다. 안젤리나 졸
리의 '도톰' 하다 못해서 '두툼' 한 입술이 주는 섹시한 이미지가 한창
주가를 올리고 있는 시대입니다. 화장만으로 커버되지 않는 입술의 크
기 문제를 좀 더 적극적으로 해결해보는 것도 좋을 것입니다. 일반적으
로 입술을 키우는 방법은 크게 영구적인 임플란트를 넣는 것과 주사를
이용하는 것이 있습니다. 전자의 경우 이물감이 많이 느껴지고 나중에
모양이 마음에 들지 않을 경우 제거가 쉽지 않다는 점이 단점입니다.
그래서 요즘은 입술을 도톰하게 만들기 위해서는 주사요법이 좀 더 많
이 선호되고 있습니다. 필러 주사가 바로 그것입니다.

입술에 대한 필러 시술은 대개 신경마취 후 시행되며 시술 자체는 통
증이 없는 것이 보통입니다. 시술은 10~20분 정도 걸리며 즉시 일상
생활이 가능합니다. TV 아나운서도 당일 방송에 지장이 없을 정도
입니다. 만족도는 전반적으로 꽤 높은 편인데, 필러의 종류에 따라 수
명이 3개월~2년 정도 되지만 입술을 많이 움직이시는 분들은 수명이
좀 더 짧아질 수 있습니다. 그리고 입술 자체를 도톰하게 만들지 않고
'입술선' 만을 뚜렷해지게 만드는 주사방법도 있습니다. 반영구 화장처
럼 색깔만 돋보이게 만드는 것이 아니라 실제로 처녀의 봉긋한 입술선
을 재현하는 방법을 말하는 것입니다. 그리고 '인중' 이라고 해서 코 밑
에서 윗입술까지 두 줄로 내려가는 튀어나온 선이 나이가 들면서 흐릿

해지면 필러 주사로 신기하게 다시 튀어나오게 만들 수 있습니다.

## 143

필러로 눈 밑에 애교살을 만든 친구를 보았는데 예쁘더군요. 시간은 많이 안 걸리나요? 그리고 아프지 않을까요?

아래눈꺼풀이 홀쭉한 것을 선호하는 서양과는 달리 우리나라에선 연예인들의 영향으로 도톰한 상태를 더 선호하는 경향이 생겨나고 있습니다. 사실 아래눈꺼풀의 도톰한 근육 다발은 사람을 건강하고 젊게 보이게 만들고, '애교살' 이라는 이름에서 보듯 여성스럽고 귀여운 인상을 주기도 합니다.

애교살을 만드는 방법은 여러 가지가 있습니다. 알로덤 같은 고형 물질을 수술적으로 삽입하는 방법도 있지만 가장 간편한 방법은 필러를 주사해서 넣는 방법입니다. 눈 밑의 모든 필러 시술이 그러하듯 숙련의에게 시술받지 않으면 울퉁불퉁해지고 양쪽이 대칭이 안 되면서 전혀 애교스럽지 않은 모습으로 될 수도 있습니다. 대개 간단한 신경마취 후에 하는데 시술시 통증은 전혀 없는 것이 보통입니다. 필러 시술에는 10분 내외가 걸립니다. 효과는 필러의 종류에 따라 다르나 대개 히알루론산 필러를 사용하며 6~12개월 정도 유지됩니다. 마음에 들지 않으면 즉시 녹여내는 것이 가능합니다.

# 144

필러로 하는 메조테라피 얘기를 들은 적이 있습니다. 그게 도대체 뭔가요? 그리고 어떤 효과가 있는 치료인가요?

필러는 꺼져있는 피부, 또는 주름 부위에 주입해서 '채우는 (filling)' 것이 기본적인 치료기전입니다. 그런데 나이가 들면서 단순히 '뺨이 이전처럼 팽팽하지 않은 것'이 문제가 될 수 있습니다. 이마가 전체적으로 오글오글해지는 것 같아서 답답한 경우도 있습니다. 그리고 눈가나 입 주위, 그리고 목 부분의 가는 잔주름 정도가 문제인 경우가 있는데 기존의 보톡스나 필러 주사요법으로는 큰 도움을 얻기 힘들 수 있습니다. 이럴 때 도움이 되는 것이 바로 필러, 특히 히알루론산 필러를 이용한 메조테라피입니다.

'메조테라피'는 다양한 약물을 진피 내에 주사해서 피부의 재생과 여러 약리효과를 노리는 새로운 치료법입니다. 여러 클리닉에서 다양한 질환에 응용하고 있고 또 상업적인 광고도 하고 있지만 아직은 의학적으로 정확하게 규명되지는 않은 치료법입니다. 하지만 여러 메조테라피 중에서 그래도 가장 과학적인 근거를 가지고 있는 치료법이 있다면 그건 바로 히알루론산 메조테라피일 것입니다.

히알루론산 메조테라피는 정형외과에서 퇴행성관절염 치료제 즉, 뼈 주사의 원료로 스테로이드가 아닌 히알루론산을 사용하는 원리와 거의 같습니다. 즉, 크로스 링크되지 않은 특수한 히알루론산 필러를 관절이나 피부에 주입하면 그 속에서 환자 본인의 히알루론산을 스스로 많이 만들게 자극하고 각종 항염작용을 함으로써 관절의 움직임이 원활해지고 피부는 팽팽한 탄력을 회복하게 만든다는 것입니다.

치료는 마취연고를 미리 30분 정도 바른 뒤, 숙련된 테크닉으로 원하는 부위를 얕게 여러 번 주사합니다. 메조테라피 용으로 개발된 특수 장비를 사용할 수도 있습니다. 치료횟수는 아직 표준화된 것은 없지만, 저의 경우 대개 2주에 한 번씩 모두 5회를 시행하고 있습니다. 그 후 1~2개월에 한 번씩 유지요법을 실시합니다. 부작용은 거의 없으며 탄력이 생긴 피부는 몇 달 이상 유지되는 것으로 보입니다. 치료효과는 사람에 따라 편차가 있는 편이기는 해도 잔주름이 개선되고 피부에 탄력이 생기며 웃을 때 주름이 덜 집니다.

# 9

피부를 건강하고
예쁘게 관리하는 방법

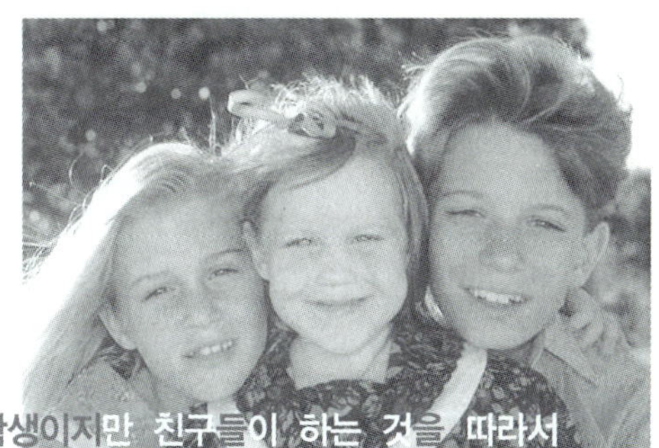

# 145



화장품은 현대 여성에게 있어 필수품입니다. 화장품은 연예인이나 특별한 직업에 종사하는 사람들에게만 중요한 것이 아닙니다. 지금은 일반 직장에 다니는 여성은 물론 대학생들과 10대의 어린 청소년 가운데도 화장을 진하게 하고 다니거나 비싼 외제 화장품 한두 개를 핸드백 속에 소지한 여성들을 흔히 볼 수 있습니다. 인터넷, 신문, 잡지, 텔레비전, 라디오 등 거의 모든 매스컴에서 화장품 광고는 홍수를 이루고 있습니다.

그렇다면 과연 화장품은 피부에 좋기만 한 걸까요? 화장품을 쓰는 여성들, 특히 10대 청소년들이 꼭 알아야 할 사항 몇 가지를 말씀드리겠습니다.

① 화장품은 '사람의 몸을 청결하게 하고 용모를 더욱 매력적으로 변화시키며 피부와 모발을 건강하게 유지하기 위해 신체에 바르고 뿌

리고, 그밖에 이와 유사한 방법으로 사용하여 인체에 대한 외부 환경의 나쁜 영향을 완화시키는 것'이라고 정의됩니다. 그 역사는 인류가 탄생하고 얼마 안 되어 바로 생겼다고 해도 될 정도로 오래되었습니다. 선사시대 이후로 인류, 특히 여성들은 아름다워지고 싶은 본능적인 욕구로 인해 화장을 계속해 왔고, 오늘에 이르러서는 많은 종류의 화장품이 개발되어 언제라도 쉽게 사용할 수 있게 되었습니다. 화장품 회사는 점점 늘어나고 있고, 단순한 색조화장과 기초화장 뿐 아니라 기능성 화장품에 이르기까지 실로 그 종류를 헤아릴 수도 없을 정도로 많아졌습니다.

그러나 점점 좋고 다양한 화장품이 생기는 것과 비례하여 여러 가지 피부 트러블이 발생하게 되었는데 화장품에 의한 피부 트러블이 생기는 이유를 보면 첫째로 화장품에 첨가된 화학 물질 때문이고, 둘째로 특정 성분에 알레르기가 있는 사람이 그 성분이 포함된 화장품을 사용한 경우이고, 세 번째는 사용방법이 잘못된 경우입니다. 이 중 세 번째의 예를 들면, 여드름을 감추기 위해 파운데이션을 잔뜩 바르고 나서 파운데이션이 오히려 모공을 막아 여드름이 악화되는 경우입니다. 피부과 진료실에서 흔히 보는 일입니다.

② 성인이 되어 본격적으로 화장품을 사용하기 전에는 다음의 주의사항을 잘 알고 있는 것이 좋습니다.

첫째로는 피부염이 있거나 피부가 정상상태가 아니라고 생각될 때는 사용하는 화장품의 개수와 양을 줄이고, 둘째로는 외출에서 돌아오면 즉시 메이크업 화장품을 지우는 것입니다. 셋째로는 자신에게 맞지 않는다고 생각되는 화장품은 즉시 사용을 중지하는 것이고, 마지막으로는 한 번에 여러 가지 종류의 화장품을 많이 사용하지 않는 것입니다.

10대의 건강한 피부를 가진 사람이라면 화장품에 의지하지 않더라도 자신의 피부에서 만들어져 분비되는 피지만으로도 충분한 보습과 피부보호 작용을 기대할 수 있습니다. 지금 이 순간 자신이 화장품에 너무 의지하고 있는 것이 아닌지 한번쯤 생각해 봅시다. 스킨, 로션과 같은 그저 한두 개의 기초화장품만 있으면 충분한 사람들이 많습니다.

## 146

미백과 링클라인으로 유명한 비싼 화장품만 써왔는데 기미와 잔주름이 개선이 안 되네요. 그런데 병원에서 처방받은 약은 값도 싸고 별로 화려한 문구도 안 써있는 것 같은데 효과는 좋은 것 같았습니다. 화장품과 약이 많이 다른 건가요?

우리는 흔히 많은 여성들이 화장품에 대해 일종의 환상을 갖고 있는 것을 볼 수 있습니다. 그것은 광고의 힘이라고도 할 수 있을 겁니다. 전문의약품으로도 쉽게 얻을 수 없는 효과를 화장품 광고에서는 너무나 쉽게 그것을 얻을 수 있는 것처럼 적혀있습니다. 그건 무엇보다도 화장품 광고가 의약품에 비해 제약을 훨씬 덜 받기 때문입니다. 따라서 의약품에 비해 유효 성분이 훨씬 약하거나 적은 양을 넣은 화장품이 오히려 더 좋은 효과가 있는 것처럼 광고하는 것이 가능한 겁니다. 거기에다 예쁜 모델이 그 화장품을 썼기 때문에 그렇게 예뻐진 것일 거라는 잠재의식까지 불어넣어줍니다.

하지만 화장품도 잘 선택하면 때로는 의약품으로 얻을 수 없는 효과까지 기대할 수도 있습니다. 여기에는 화장품가게 점원보다는 피부과 전문의의 조언이 더 큰 역할을 합니다. 미백이나 잔주름 개선, 자외선 차단제 등 이른바 기능성 화장품을 선택할 때는 더욱 그러합니다.

그리고 한 가지 첨언할 것은 아무리 좋은 화장품일지라도 피부 입장에서 보면 어디까지나 이물질이라는 사실입니다. 특히 낮에 했던 화장을 안 지우고 자는 것은 피부에 해로운 경우가 많으며 가벼운 기초화장 이외에는 너무 오랫동안 피부에 남아있게 하는 것은 안 좋습니다.

## 147 요즘 다들 비비크림 바른다고 난리인 것 같습니다. 이게 도대체 무슨 크림인가요? 그리고 선크림 대용으로도 쓸 수 있는 건가요?

비비크림은 원래 피부과에서 박피나 레이저 등을 시술한 뒤 예민해진 피부를 진정시키고 치료 자국을 감추기 위해 사용하던 제품입니다. 비비(B.B.)는 블레미쉬밤(blemish balm)의 약자입니다. 그런데 그 효과가 뛰어나서 지금은 많은 화장품회사에서 비슷한 제품들을 만들고 있고 각각 상품명은 서로 다르지만 통틀어서 그냥 비비크림이라고 부르는 추세입니다. 그리고 지금은 원래의 의미가 좀 변해서 맨얼굴, 즉 소위 '생얼'로 다닐 수 있게 해주는 가벼운 파운데이션 제품의 의미로 사용되고 있기도 합니다. 기초화장 후 비비크림만 바르거나 그 위에 파우더로 살짝 마무리해주면 됩니다.

요즘 주로 사용되는 비비크림들의 용도를 정리해보면, ① 여드름이나 병원에서 치료받은 자국 같은 것을 잘 가려준다, ② 짧은 시간에 간단하게 화장하는 것이 가능하다, ③ 화장을 한 듯 안한 듯한 '생얼' 분위기를 연출해준다, ④ 운동할 때 잘 지워지지 않는다, ⑤ 선크림 효과를 볼 수도 있다 정도입니다.

하지만 비비크림 하나에 너무 의존하는 것은 좋지 않습니다. 특히 자외선 차단제 즉, 선크림 성분이 포함된 제품도 있는데 아무리 SPF 지수가 높더라도 비비크림으로 선크림을 대체하려면 완전히 '떡칠'을 해야 합니다. 그러면 비비크림 본래의 목적을 잃어버리고 '분장' 수준으로 두껍게 바르게 되어 의미가 없습니다. 비비크림 속의 선크림 성분은 그냥 없는 것보다는 낫다고 보시고 따로 좋은 선크림을 제대로 바르시는 것이 좋습니다.

## 148

피부에 자외선이 해롭다는 말을 많이 들었습니다. 햇볕 속에 자외선이 많이 들어있다고 하던데 자외선이 도대체 뭔가요? 무슨 레이저 같은 건가요?

좀 딱딱한 얘기를 먼저 해보겠습니다. 태양광선은 그 파장에 따라 자외선(ultraviolet), 가시광선(visual light), 적외선(infrared)으로 나눕니다. 말 그대로 우리 눈에 보이는 광선이 바로 가시광선입니다. 그보다 파장이 짧은 광선을 자외선으로 부르며 자외선에는 A, B, C의 세 종류가 있습니다. 가장 파장이 짧은 자외선 C는 오존층에 의해 차단되어 지표면에는 거의 도달되지 않으며 지구상의 자외선은 자외선 A가 90% 이상을 차지하고 B는 10% 미만입니다.

자외선에 의한 피부반응은 크게 다섯 가지가 있습니다. 홍반, 일광화상, 색소침착, 광노화, 그리고 피부암이 그것입니다. 이 가운데 홍반형성능력은 자외선 A가 자외선 B의 1,000분의 1에 불과하지만 햇볕 속에는 A가 B보다 10~100배 더 많으므로 자외선 A에 의한 일광화상도 무시할 수 없습니다. 또한 자외선 B는 피부의 표피부분에서 거의 흡수되거나 산란되면서 일광화상, 기미, 주근깨, 피부암 등의 원인이 되는데 반해 자외선 A는 파장이 길어 진피까지 침투하여 주름 등 피부노화의 주원인이 됩니다.

자외선은 비타민-D 합성에 기여하는 측면도 있지만, 미용적인 측면에서 보면 피부의 적에 가깝습니다. 자외선에 의한 피부노화를 좀 더 실감나는 예를 들어 설명해보겠습니다. 우리 몸에서 자신이 늙고 있다는 생각을 제일 먼저 하게 만드는 신체 부위는 당연히 얼굴 피부입니다. 똑같이 나이가 드는데도 배나 팔의 피부에 비해 얼굴 피부가 더 많이, 그리고 더 빨리 늙는 이유는 무엇이겠습니까? 잠깐 거울 앞으로 가보시기 바랍니다. 그리고 엉덩이 위쪽에 속옷에 가려져있는 피부와 얼굴 피부를 비교해 보시기 바랍니다.

얼굴 피부가 일찍 늙는 주원인이 햇볕 즉, 자외선에 있다는 사실을 쉽게 알 수 있습니다. 얼굴 피부는 평생 자외선에 노출되는 부위이고 엉덩이 위쪽은 대개 평생 한 번도 자외선에 노출되지 않는 부위입니다. 둘 다 똑같이 나이가 들어감에도 불구하고 얼굴에 비해 엉덩이 위쪽의 피부는 훨씬 팽팽하고 새하얀 경우가 많습니다. 이것이 바로 자외선 차단에 신경을 많이 써야 하는 이유입니다.

구름 낀 날에도 자외선의 80% 정도는 투과해서 내려오며, 대개 오전 11시~오후 2시 사이에 자외선이 가장 강하고, 인공선탠 기계는 자외선 A를 이용하는 것으로 피부노화에 유념해야 한다는 사실, 유리창을 통해서 자외선 B는 차단되나 A는 통과한다는 사실, 심지어 커튼을 쳐도 자외선 A는 들어올 수 있다는 사실 등도 알고 있는 것이 좋습니다.

# 149

일전에 '침대는 가구가 아닙니다. 과학입니다' 라는 멘트가 유행한 적이 있었습니다. 초등학교 시험시간에는 다음 중 가구가 아닌 것은 무엇인가 하는 문제의 답을 많은 학생들이 침대로 적어내었다고 보도된 적도 있었으니, 그 광고의 영향력이 얼마나 대단했었는지 짐작케 합니다.

자외선 차단제 즉, 선크림에 대해서 저는 이렇게 말하고 싶습니다. '선크림은 화장품이 아닙니다. 과학입니다' 라고… 일반적인 화장품들은 대개 피부를 예쁘고 '건강하게 보이도록' 만드는 것이 주목표입니다. 하지만 선크림은 실제로 피부를 예쁘고 '건강하게 만드는' 효과가 있습니다. 왜냐하면 자외선은 피부노화의 주범이기 때문입니다. 피부가 빨리 늙기 싫으면 창문 하나 없는 골방에 들어가 살든지 아니면 좋은 선크림을 열심히 바르는 길, 이 둘 중에 하나를 택해야 할 겁니다.

자외선에 노출되되 공격당하지 않는 방법이 있습니다. 좋은 선크림을 선택해서 듬뿍 바르고 다니는 것입니다. 선크림을 고를 때는 기본적으로 두 가지를 봐야 합니다. 우선 SPF(sun protection factor) 즉, 일광차단지수입니다. SPF가 높을수록 자외선을 잘 막아준다고 보시면 됩니다.

그런데 흔히 오해하는 것 한 가지는 SPF를 시간개념으로 보는 것입니다. 즉, 피부에 아무 것도 바르지 않고 태양빛을 쪼일 때 피부가 붉어지거나 물집이 생기는 시간을 예를 들어 15분이라 하면 SPF 10인 차단제는 그 열 배인 150분, SPF 20은 300분을 견디게 해준다고 생각하는 것입니다. 이는 분명히 잘못된 생각입니다. SPF는 얼마나 긴 시간 동안의 햇볕을 막아주는가가 아니라 얼마나 강렬한 햇볕을 막아주는가로 이해하는 것이 옳습니다. 따라서 SPF가 높은 선크림을 사용한다고 더 오랫동안 자외선을 견디게 해주는 것은 아니라는 사실을 반드시 명심해야 합니다.

두 번째 볼 것은 PA 지수입니다. SPF는 자외선 B에 대한 수치일 뿐이고 피부노화와 피부암 발생의 또 다른 주범인 자외선 A는 PA 지수로 나타내는 경우가 많습니다. PA는 ++ 이상 되는 제품이 좋습니다. PA가 표기되어있지 않으면 성분명에 $ZnO_4$(zinc oxide)나 $TiO_2$(titanium dioxide), Parsol 1789(avobenzone 또는 butyl methoxydibenzoylmethane), benzophenones, anthralate 등이 적혀있는 지를 확인한 후 구입하시면 됩니다. 물론 이들이 없는 경우에도 자외선 A와 B를 동시에 막아준다는 문구가 적혀있을 수 있는데 이는 자외선 B를 막아주는 성분들이 자외선 A도 어느 정도 막아줄 수 있기 때문이기는 하지만 매우 불충분합니다.

# 150

자외선 차단크림을 제대로 바르는 방법이 있던데 좀 자세히 설명해주세요.

여름철이 지나간 뒤 피부과에 오시는 기미나 주근깨 환자분들을 보면 대개 심해져서 오시는 경우가 많습니다. 본인에게 물어보면 선크림을 열심히 바른 분들이 많습니다. 그런데 좀 더 자세하게 물어보면 선크림을 바르기는 했으되 '제대로' 바르지 못해서 실패한 경우가 많은 것 같습니다. 선크림은 남들에게 '왜 저렇게 극성스럽게 바를까' 라는 말을 들을 정도가 되어야 피부과 의사가 보았을 때 '제대로' 바르는 것입니다.

자외선 차단크림, 즉 선크림을 제대로 바르는 방법을 알려드립니다.

① 단일제품을 사용하라. 즉, 메이크업베이스나 로션 등에 섞인 형태의 선크림으로는 너무 약하기 때문에 제대로 된 단일제품을 사용하라는 겁니다. 그렇지 않으면 메이크업베이스를 분장 수준으로 두껍게 '칠하고' 다녀야 할 겁니다.

② 두껍게 발라라. 겨울철에 그저 옷을 입고 다닌다고 감기에 안 걸리는 것이 아닙니다. 두껍게 입고 다녀야 추위와 감기로부터 몸을 보호할 수 있습니다. 마찬가지입니다. 선크림은 좀 두껍다는 느낌이 들 정도로 바르는 것이 좋으며 대부분의 사람들은 너무 얇게 바르는 경향이

있습니다. 1.5~2mg/cm²의 양은 써야 충분한 효과를 볼 수 있습니다. 그런데 선크림을 두껍게 바르지 못하는 이유 중의 하나는 너무 번들거리기 때문입니다. 그래서 요즘은 두껍게 발라도 유분기가 거의 없고 매트하면서 촉촉한 좋은 제품들이 많이 나와 있습니다. 적극 이용해 보시기 바랍니다.

③ 한국에선 겨울철에 자외선 차단지수 즉, SPF가 15 이상, 여름철에는 30 이상 되는 제품을 사용하라. 의학적으로 보면 SPF가 15와 30짜리 선크림이 자외선을 막는 효과에는 생각보다 큰 차이가 없는 것이 사실입니다. 그래서 최근 미국에선 SPF가 30이 넘어가면 그냥 30+로만 표기하도록 하고 있는데, 그것은 SPF가 높아지면 효과도 그만큼 크게 높아질 것이라고 소비자들이 오해할 소지를 없애기 위해서입니다. 하지만 다른 이유만 없다면 SPF가 높은 것을 사용해서 조금이라도 더 자외선을 차단하는 것이 나쁘지 않다고 봅니다. 그래서 만약 하와이나 남태평양과 같은 더운 나라에서 며칠간 휴가를 보내야 한다면 50~100 이상 되는 제품도 권해드리고 있습니다. 참고로, 이전에는 SPF가 너무 높은 제품은 그만큼 강한 화학 성분들이 많이 들어간 것이어서 피부에 자극이 된다 하여 권장하지 않는 경향이 있었습니다. 하지만 지금은 과학이 많이 발달해서 그런 염려는 별로 하실 필요가 없습니다.

④ 여름철엔 4시간마다 덧발라라. 선크림 라벨에 아무리 'all day long' 즉, 하루 종일 효과가 유지된다고 적혀있어도 그 말을 너무 과신

하는 것은 좋지 않습니다. 여름철에 땀을 자주 흘리고 햇볕에 자주 노출될수록 선크림 성분은 자꾸 깎여나가고 녹아나갑니다. 정말 하루 종일 사무실 안에서만 지내신다면 모를까 중간 중간 햇볕에 노출되시거나 외부에서 움직이시는 분들이라면 대략 4시간 정도마다 계속 덧바르시는 것이 좋습니다. 만약 화장한 위에 다시 덧바르는 것이 어렵다면 pressed powder 또는 스프레이처럼 생긴 선미스트를 중간 중간에 계속 얼굴에 뿌려주는 것도 좋습니다.

⑤ 햇볕이 별로 뜨겁게 느껴지지 않아 선크림을 안 바르는 것은 지혜롭지 않다. 산이나 바닷가에서는 대부분의 사람들이 뜨거운 햇볕을 느끼며 자외선이 강하다는 생각을 하게 되고 따라서 자연스레 선크림을 바르게 됩니다. 하지만 시원한 에어컨이 작동하는 차안이나 실내에서는 안심을 하는데, 절대로 그렇지 않습니다. 왜냐하면 뜨거운 느낌을 주는 것은 자외선이 아니라 적외선이기 때문이며 따라서 뜨겁게 느껴지느냐 아니냐의 여부로 선크림을 바르는 기준을 삼으면 낭패를 보게 됩니다.

⑥ 선크림을 바르고 30분 이내에는 과도한 햇볕을 쬐지 말라. 선크림이 충분한 효과를 발휘하기 위해서는 시간이 필요합니다. 선크림을 바르자마자 운동장으로 뛰어나가는 것은 전혀 지혜로운 행동이 아닙니다.

⑦ 물놀이를 가면 1시간마다 덧발라라. 아무리 water-proof 또는

water-resistant라고 표기된 선크림이라 하더라도 기껏 물속에서 40~80분 정도를 견딜 뿐입니다. 따라서 물놀이를 가실 때는 아예 선크림 한 통을 다 쓰고 오실 생각으로 가시면 좋습니다.

## 151 피부과에서 하는 피부 관리와 일반 관리실에서 받는 피부 관리는 어떤 차이가 있나요?

피부과에서는 전통적으로 각종 약물과 레이저, 필링 등을 활용하여 '치료' 개념의 시술을 해왔습니다. 그런데 현대의학의 발달로 단순한 피부질환 '치료'의 개념을 넘어 피부가 항상 건강하게 '유지' 시켜주고 더 나빠지지 않도록 '예방' 시켜주는 것이 가능해졌습니다. 그래서 지금까지 일반 피부 관리실에서 받으시던 피부 관리를 좀 더 전문적이고 체계화된 피부과에서 받으시는 것이 가능해졌습니다. 사실 많은 피부과 전문의들은 피부과에서 시행되는 피부 관리를 '메디칼 스킨케어' 라고 부르며 일종의 치료 개념으로 봅니다.

피부과에서 메디칼 스킨케어를 받으시는 것은 장점이 많습니다. 각종 피부 문제에 대해 '전문적인 상담' 이 가능하고, 피부 문제가 발생하였을 때는 초기 단계에 발견하여 쉽게 한자리에서 one-stop으로 피부과 전문의의 진료를 받으실 수 있다는 것입니다. 스킨케어 중간에라도 피부과 전문의가 계속 상태를 보면서 관리사에게 지시하는 것이 보통입니다.

　뿐만 아니라 각종 높은 수준의 의료기기들을 피부 관리 중간 중간에 투입하는 것이 가능하므로 '치료' 수준의 '관리'가 가능합니다. 이런 의료기기들은 반드시 의료인이 시술해야 하므로 일반 관리실에서는 사용할 수 없습니다. 여기에는 크리디오라이트, 헬륨네온 레이저, 바이탈 이온트, AS/43 선트로닉 등이 있습니다. 그리고 각종 의료수준의 '필링' 역시 피부과에서만 시술될 수 있습니다.

　결론적으로, 각종 피부질환의 '치료'는 피부과에서 받으시고, 피부가 좋아진 뒤의 유지와 다시 나빠지는 것을 예방하는 '관리'는 피부 관리실에서 받으시기 바랍니다. 그리고 '관리'의 경우 피부과에서 메디칼 스킨케어를 꾸준히 받아보시는 것을 추천해드립니다.

## 152

얼굴에 성형을 받고 싶은데 어떤 병원을 가야 할지 결정 내리기가 쉽지 않네요. 병원을 결정하는 좋은 기준 같은 것이 있으면 말씀해주세요.

　옛말에 신체발부 수지부모(身體髮膚 受之父母)라는 말이 있습니다. 함부로 몸의 여기저기를 손대지 말라는 말인데, 필자는 이렇게 고쳐서 말하고 싶다.

우리 얼굴은 부모님에게 물려받은 귀한 재산이다.
함부로 뜯어고치지 말고
최선을 다해서 잘 가꾸고 보존해야 한다.
필요하다면 원래의 아름다움을 손상시키지 않는 범위 내에서
정말 좋은 병원에서 개선시키는 것도 나쁘지 않다.
그것은 예쁜 머리에 꽂은 예쁜 머리핀과 같은 것이다.


좋은 성형 시술을 받기 위해서는 무엇보다 좋은 성형 전문병원을 찾는 것이 중요합니다. 하지만 모든 피부과나 성형외과가 다 미용성형의 전문병원일 수는 없습니다. 병원 간의 객관적인 비교가 매우 어려운 현실에서는 인터넷이나 주위의 입소문을 듣고 가는 방법밖에는 없는데, 이때 도움이 될 수 있는 몇 가지 기준들을 알려드립니다.


첫째, 우선 병원 홈페이지에 들어가 보시기 바랍니다. 성형 시술에 대한 내용들을 읽어보면 다른 병원의 내용과 거의 100% 똑같은 내용을 그냥 복사해놓은 곳이 의외로 꽤 많습니다. 즉, 보톡스나 필러 등의 콘텐츠가 독자적인 내용이 거의 없는 곳은 이 분야의 전문병원이 아닐 가능성이 높습니다. 포털사이트에 들어가서 예를 들어 '필러 성형', '코 성형', '보톡스' 등으로 검색한 후 똑같은 문장들이 검색되는 병원들은 일단 제외하는 것도 한 방법이 될 겁니다. 물론 운 좋게 그 콘텐츠의 오리지널 병원을 찾는다면 그 병원에 점수를 후하게 주시기 바랍니다.


둘째, 인터넷 쇼핑의 일반적인 원칙을 떠올려보시기 바랍니다. 가전

제품과 같은 공산품은 제품 이름만 같으면 쇼핑몰마다 품질 차이가 없는 경우가 대부분이지만, 의류나 식품류는 품질 차이가 많아 가급적 인터넷으로 구입하는 것을 말리는 전문가들이 많습니다. 의료 시술도 병원마다 시술내용과 품질에 상당히 많은 차이가 나는 편입니다. 따라서 일단 몇 병원을 정해서 '직접 방문' 해보는 것이 좋습니다. 단순히 '시술비'가 저렴하다는 이유로 병원을 덜컥 선정하지 않기를 바랍니다.

셋째, 전문의와 면담할 때 환자가 질문하기 전까지 부작용에 대한 설명을 전혀 하지 않는 병원은 일단 조심하는 것이 좋습니다. 부작용 가능성이 전혀 없는 성형 시술이란 없기 때문입니다. 부작용에 대해 환자가 물어보면 자세한 설명을 해주는 병원이 좋습니다. 그리고 그런 병원일수록 혹시 나중에 부작용이나 합병증이 생겼을 경우 더 신속하고 확실하게 치료해줄 수 있습니다.

넷째, 그 병원에서 치료받은 환자들의 실제 사진을 보여주는 병원이 좋습니다. 외국논문이나 의료기기 회사에서 가져온 사진들만 보여주는 병원은 일단 신뢰도가 떨어집니다. 그 병원에서 얼마나 많은 환자들이 성형 시술을 받았고 그 결과는 어떠했는지 알아보는 것이 연예인과 찍은 사진이나 방송출연 횟수가 얼마나 많으냐보다 훨씬 중요합니다.